Soziale Phobie

Praxis der psychodynamischen Psychotherapie – analytische und tiefenpsychologisch fundierte Psychotherapie Band 8

Soziale Phobie

Prof. Dr. Falk Leichsenring, Prof. Dr. Manfred E. Beutel, Dr. Simone Salzer, Dr. Antje Haselbacher und PD Dr. Jörg Wiltink

Herausgeber der Reihe:

Prof. Dr. Manfred E. Beutel, Prof. Dr. Stephan Doering, Prof. Dr. Falk Leichsenring, Prof. Dr. Günter Reich

Falk Leichsenring
Manfred E. Beutel
Simone Salzer
Antje Haselbacher
Jörg Wiltink

Soziale Phobie

Psychodynamische Therapie

unter Mitarbeit von
Silke Schröder

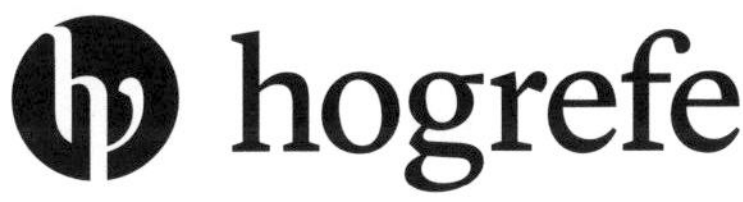

Wichtiger Hinweis: Der Verlag hat gemeinsam mit den Autoren bzw. den Herausgebern große Mühe darauf verwandt, dass alle in diesem Buch enthaltenen Informationen (Programme, Verfahren, Mengen, Dosierungen, Applikationen etc.) entsprechend dem Wissensstand bei Fertigstellung des Werkes abgedruckt oder in digitaler Form wiedergegeben wurden. Trotz sorgfältiger Manuskriptherstellung und Korrektur des Satzes und der digitalen Produkte können Fehler nicht ganz ausgeschlossen werden. Autoren bzw. Herausgeber und Verlag übernehmen infolgedessen keine Verantwortung und keine daraus folgende oder sonstige Haftung, die auf irgendeine Art aus der Benutzung der in dem Werk enthaltenen Informationen oder Teilen davon entsteht. Geschützte Warennamen (Warenzeichen) werden nicht besonders kenntlich gemacht. Aus dem Fehlen eines solchen Hinweises kann also nicht geschlossen werden, dass es sich um einen freien Warennamen handelt.

Bibliografische Information der Deutschen Nationalbibliothek

Die Deutsche Nationalbibliothek verzeichnet diese Publikation in der Deutschen Nationalbibliografie; detaillierte bibliografische Daten sind im Internet über http://dnb.dnb.de abrufbar.

Hogrefe Verlag GmbH & Co. KG
Merkelstraße 3
37085 Göttingen
Tel.: +49 551 999 50 0
Fax: +49 551 999 50 111
E-Mail: verlag@hogrefe.de
Internet: www.hogrefe.de

Satz: ARThür Grafik-Design & Kunst, Weimar
Druck: Hubert & Co, Göttingen.
Printed in Germany
Auf säurefreiem Papier gedruckt

1. Auflage 2015

(E-Book-ISBN [PDF] 978-3-8409-2322-7; E-Book-ISBN [EPUB] 978-3-8444-2322-8)
ISBN 978-3-8017-2322-4
http://doi.org/10.1026/02322-000

Inhaltsverzeichnis

Vorwort

Wie aktuell das Gutachten von Kruse und Herzog (2012) für die Kassenärztliche Bundesvereinigung zeigt, ist die psychodynamische Therapie eine der Behandlungsformen, die in der klinischen Praxis zur Behandlung von Angststörungen am häufigsten angewendet wird. Innerhalb der psychoanalytischen Therapieverfahren führte die Soziale Phobie, die erst 1980 in das DSM-III aufgenommen wurde, lange ein Schattendasein. Entsprechend lagen wenige kontrollierte Studien vor (vgl. Kap. 6). Wie wir am Beispiel der psychosomatisch-psychotherapeutischen Ambulanz in Mainz zeigen konnten (Wiltink et al., 2010), wird die Soziale Phobie häufig nicht erkannt und insgesamt zu selten diagnostiziert. Dieses Manual für eine psychodynamische Kurzzeittherapie der Sozialen Phobie basiert auf der von Luborsky (1995) entwickelten supportiv-expressiven Therapie (SET). Wie bei anderen Manualen dieser Reihe zur Behandlung der Generalisierten Angststörung (Leichsenring & Salzer, 2014b) und depressiver Komorbidität bei Krebserkrankungen (Beutel et al., 2014, 2015) wurden spezifische Behandlungselemente ergänzt, die sich als relevant und hilfreich für die Behandlung der Sozialen Phobie erwiesen haben. Hier sind insbesondere die Arbeiten von S.O. Hoffmann hervorzuheben, die uns wesentliche Anstöße gegeben haben (Hoffmann, 2002, 2003). Das Manual wurde in einer großen multizentrischen randomisierten kontrollierten Studie eingesetzt und geprüft, in der psychodynamische Kurzzeittherapie mit kognitiver Verhaltenstherapie (KVT) bei der Behandlung der Sozialen Phobie verglichen wurde (Leichsenring et al., 2009a, 2009b, 2013). In diese Studie gingen insgesamt 207 psychodynamische Kurzzeitbehandlungen durch 53 Therapeutinnen und Therapeuten aus den Studienzentren in Bochum/Dortmund, Dresden, Göttingen, Jena und Mainz ein, denen wir an dieser Stelle ausdrücklich für ihre Mitarbeit danken möchten. Im Rahmen der Studie wurden alle Behandlungen auf Video aufgezeichnet und zentral (in Mainz für den psychodynamischen Behandlungsarm) durch unabhängige Beurteiler auf Manualtreue geprüft. Auch diese Erfahrungen gehen in das Manual ein, ebenso wie vielfältige Erfahrungen der Autoren aus der Supervision der Behandlungen. Die vorliegenden Befunde (Leichsenring et al., 2013) zeigen, dass die psychodynamische Therapie der Sozialen Phobie nicht nur sehr wirksam ist, sondern auch gut vermittelbar an niedergelassene tiefenpsychologische und psychoanalytische Psychotherapeuten.

Dieses Manual soll wesentliche störungsbezogene Informationen, diagnostische und Interventionsstrategien zur Sozialen Phobie für Teilnehmer von psychotherapeutischer Aus- und Weiterbildung, für Praktiker, für Studierende und klinisch Interessierte vermitteln. Die psychodynamische Behandlung lebt letztlich von dem jeweils individuellen Wechselspiel zwischen einem bestimmten Patienten und einem bestimmten Therapeuten, insofern sind psychodynamische Behandlungsmanuale keine „Gebrauchsanleitungen". Aus vielen Supervisionen und Videoaufzeichnungen von Therapien ist uns deutlich geworden, wie unterschiedlich selbst „manualtreue" Therapien verlaufen, geprägt durch das dyadische Patient-Therapeut-Zusammenspiel. Wir haben uns bemüht, das Verfahren klinisch und fallbezogen zu beschreiben, damit es sich auch für den erfahrenen Praktiker im Selbststudium erschließt. In der Studie wurden Therapeuten mithilfe des Manuals geschult, indem sie an zwei Workshops (je 6 Stunden) teilnahmen und die Behandlungen zu je zwei Zeitpunkten in einer Supervisionsgruppe vorstellten. Nach unserer Erfahrung ist es für die Nutzung des Manuals hilfreich, entsprechende Supervisionsmöglichkeiten zu haben.

Gießen, Mainz, Göttingen und Köln
im Mai 2015

Falk Leichsenring
Manfred E. Beutel
Simone Salzer
Antje Haselbacher
Jörg Wiltink

1 Beschreibung des Störungsbildes

Die Soziale Phobie (oder soziale Angststörung) ist gekennzeichnet durch eine exzessive und irrationale Furcht vor sozialen oder Leistungssituationen, in denen eine Person mit unbekannten Menschen konfrontiert ist oder von anderen beurteilt werden könnte (American Psychiatric Association, 2013). Der oder die Betroffene befürchtet, Verhaltensweisen oder Angstsymptome zu zeigen, die demütigend oder peinlich sein könnten. Diese Furcht führt schließlich dazu, dass soziale Situationen vermieden oder nur unter intensiver Angst ertragen werden. Auch wenn die betroffene Person erkennt, dass die Angst übertrieben oder unbegründet ist, rufen soziale Situationen fast immer eine unmittelbare Angstreaktion hervor, die das Erscheinungsbild einer situationsgebundenen Panikattacke annehmen kann. Einzelne sozialphobische Symptome sind in der Allgemeinbevölkerung häufig – auch ohne dass Kriterien für die Diagnose einer Sozialen Phobie erfüllt sind. So liegt die Lebenszeitprävalenz für Ängste in Leistungssituationen bei 18,2 % und die von Ängsten vor öffentlichen Reden bei 13,2 % (Wittchen & Fehm, 2003).

Furcht vor Beschämung

Von der sozialen Angststörung (Soziale Phobie) wird die Leistungsangst („performance anxiety") abgegrenzt, die Angst öffentlich zu sprechen oder Leistung zu erbringen. (American Psychiatric Association, 2013).

1.1 Diagnostische Kriterien

Die Soziale Phobie wurde erst 1980 in das Diagnostic and Statistical Manual of Mental Disorders (DSM-III-R) der American Psychiatric Association (1980) und 1991 in die ICD-10 (WHO/Dilling et al., 1991) aufgenommen. Für die Diagnosestellung einer Sozialen Phobie müssen nach ICD-10 folgende Kriterien erfüllt sein (vgl. Kasten 1): (1) Die psychischen, Verhaltens- oder vegetativen Symptome müssen primäre Manifestationen der Angst sein und nicht auf anderen Symptomen wie Wahn und Zwangsgedanken beruhen; (2) Die Angst muss auf bestimmte soziale Situationen beschränkt sein oder darin überwiegen; (3) Wenn möglich, erfolgt eine Vermeidung der phobischen Situation.

In Kasten 2 werden die diagnostischen Kriterien nach DSM-5 (American Psychiatric Association, 2013) wiedergegeben.

Kasten 1: Diagnostische Kriterien der Sozialen Phobie nach ICD-10 (F40.1; WHO/Dilling et al., 1991)

Diagnostische Kriterien nach ICD-10

A. Entweder 1. oder 2.:
1. deutliche Furcht im Zentrum der Aufmerksamkeit zu stehen oder sich peinlich oder erniedrigend zu verhalten
2. deutliche Vermeidung im Zentrum der Aufmerksamkeit zu stehen oder von Situationen, in denen die Angst besteht, sich peinlich oder erniedrigend zu verhalten.

Diese Ängste treten in sozialen Situationen auf, wie Essen oder Sprechen in der Öffentlichkeit, Begegnung von Bekannten in der Öffentlichkeit, Hinzukommen oder Teilnahme an kleinen Gruppen, wie z. B. bei Partys, Konferenzen oder in Klassenräumen.

B. Mindestens zwei Angstsymptome in gefürchteten Situationen mindestens einmal seit Auftreten der Störung:

Vegetative Symptome: Palpitationen, Schweißausbrüche, Tremor, Mundtrockenheit

Symptome, die Thorax und Abdomen betreffen: Atembeschwerden, Beklemmungsgefühl, Thoraxschmerzen oder -missempfindungen, Nausea oder abdominelles Missempfinden

Psychische Symptome: Gefühl von Schwindel, Unsicherheit, Schwäche oder Benommenheit; Gefühl, die Objekte sind unwirklich (Derealisation) oder man selbst ist weit entfernt oder „nicht wirklich hier“ (Depersonalisation); Angst vor Kontrollverlust, verrückt zu werden oder „auszuflippen“; Angst zu sterben sowie zusätzlich eines der folgenden Symptome:
1. Erröten oder Zittern
2. Angst zu erbrechen
3. Miktions- oder Defäkationsdrang bzw. Angst davor.

C. Deutliche emotionale Belastung durch die Angstsymptome oder das Vermeidungsverhalten, Einsicht, dass die Symptome oder das Vermeidungsverhalten übertrieben und unvernünftig sind.

D. Symptome beschränkt auf die gefürchteten Situationen oder Gedanken an diese.

E. Ausschlussvorbehalt: Die Symptome der Kriterien A. und B. sind nicht bedingt durch Wahn, Halluzinationen oder andere Symptome der Störungsgruppen organische psychische Störungen (F0), Schizophrenie und verwandte Störungen (F2), affektive Störungen (F3) oder eine Zwangsstörung (F42) und sind nicht Folge von kulturell akzeptierten Anschauungen.

Kasten 2: Diagnostischen Kriterien der Sozialen Angststörung nach DSM-5 (American Psychiatric Association, 2013, 2015; Abdruck erfolgt mit Genehmigung aus der deutschen Ausgabe des Diagnostic and Statistical Manual of Mental Disorders, Fifth Edition © 2013, Dt. Ausgabe: © 2015, American Psychiatric Association. Alle Rechte vorbehalten)

Diagnostische Kriterien nach DSM-5

A. Ausgeprägte Furcht oder Angst vor einer oder mehreren sozialen Situationen, in denen die Person von anderen Personen beurteilt werden könnte. Beispiele hierfür sind soziale Interaktionen (z. B. Gespräche mit anderen, Treffen mit unbekannten Personen), beobachtet zu werden (z. B. beim Essen oder Trinken) und vor anderen Leistungen zu erbringen (z. B. eine Rede halten).
Beachte: Bei Kindern muss die Angst gegenüber Gleichaltrigen und nicht nur in der Interaktion mit Erwachsenen auftreten.

B. Betroffene befürchten, dass sie sich in einer Weise verhalten könnten oder Symptome der Angst offenbaren, die von anderen negativ bewertet werden (d. h. die beschämend oder peinlich sind, zu Zurückweisung führen oder andere Personen kränken).

C. Die sozialen Situationen rufen fast immer eine Furcht- oder Angstreaktion hervor.
Beachte: Bei Kindern kann sich die Furcht oder Angst durch Weinen, Wutanfälle, Erstarren, Anklammern, Zurückweichen oder die Unfähigkeit in sozialen Situationen zu sprechen ausdrücken.

D. Die sozialen Situationen werden vermieden oder unter intensiver Furcht oder Angst ertragen.

E. Die Furcht oder Angst geht über das Ausmaß der tatsächlichen Bedrohung durch die soziale Situation hinaus und ist im soziokulturellen Kontext unverhältnismäßig.

F. Die Furcht, Angst oder Vermeidung ist andauernd; typischerweise über 6 Monate oder länger.

G. Die Furcht, Angst oder Vermeidung verursacht in klinisch bedeutsamer Weise Leiden oder Beeinträchtigungen in sozialen, beruflichen oder anderen wichtigen Funktionsbereichen.

H. Die Furcht, Angst oder Vermeidung ist nicht Folge der physiologischen Wirkung einer Substanz (z. B. Substanz mit Missbrauchspotenzial, medikamentöse Wirkstoffe) oder eines medizinischen Krankheitsfaktors.

I. Die Furcht, Angst oder Vermeidung kann nicht besser durch die Symptome einer anderen psychischen Störung erklärt werden, wie z. B. Panikstörung, Körperdysmorphe Störung oder Autismus-Spektrum-Störung.

J. Falls ein medizinischer Krankheitsfaktor (z. B. Morbus Parkinson, Adipositas, eine Entstellung durch Verbrennung oder Verletzung) vorliegt, so steht die Furcht, Angst oder Vermeidung nicht damit im Zusammenhang oder geht deutlich darüber hinaus.

Bestimme, ob:

„Nur in Leistungssituationen“: Zu verwenden, wenn die Soziale Angststörung ausschließlich auf das Sprechen vor anderen bzw.das Erbringen von Leistungen vor anderen (oder in der Öffentlichkeit) beschränkt ist.

1.2 Epidemiologische Daten

Angaben zur 12-Monats-Pävalenz (vgl. Tab. 1) variieren zwischen 2,3 % der Bevölkerung in Europa (Wittchen et al., 2011) und 6,8 % in den USA (Kessler et al., 2005). In der Gutenberg Gesundheitsstudie in Mainz und im Landkreis Mainz-Bingen betrug die Häufigkeit bei 5 000 repräsentativ ausgewählten Teilnehmern 7 % (Wiltink et al., 2011).

Tabelle 1: 12-Monats-Prävalenz von Angststörungen und Depression

	Deutschland (GHS-MHS*; Wittchen & Jacobi, 2001; Fehm et al., 2008)	**Europa (Wittchen et al., 2011)**	**NCS** (Kessler et al., 2012)**
Depression	8,3	6,9 (3,1–10,1)	8,6 (Major-Depression-Episode)
Soziale Phobie	2,0	2,3 (0,6–7,9)	7,4
Panikstörung	2,3	1,8 (0,7–3,1)	2,4
Generalisierte Angststörung	1,5	1,7 (0,2–4,3)	2,0
Trennungsangst	–	–	1,2
Agoraphobie	–	–	1,7

Anmerkungen: * GHS-MHS = Bundes-Gesundheitssurvey; ** NCS = National Comorbidity Survey, USA

Im Hinblick auf die Lebenszeitprävalenz ist die Soziale Phobie eine der häufigsten Angststörungen (13,3 %; Kessler et al., 1994). Im Vergleich zu anderen psychischen Störungen wird die Soziale Phobie bei der Lebenszeitprävalenz nur durch die Major Depression und die Alkoholabhängigkeit übertroffen (Kessler et al., 1994). Soziale Phobie ist durch einen frühen Beginn, einen chronischen, selten remittierenden Verlauf, hohe sozioökonomische Kosten und erhebliche Beeinträchtigungen in psychosozialen Funktionen und in der Lebensqualität gekennzeichnet (Kessler, 2003; Keller, 2003). Zudem hat die Soziale Phobie sekundäre Effekte auf psychische Störungen

(z. B. Depression; Keller, 2003). Eine aktuelle Auswertung der SOPHO-NET-Studie (Stuhldreher et al., 2014; SOPHO-NET: Social Phobia Psychotherapy Research Network) ergab, dass die direkten Kosten durch die Inanspruchnahme von Leistungen des Gesundheitssystems (vor allem ambulante und stationäre Psychotherapie) mit 1 084 € im letzten halben Jahr um 28 % höher lag als in der gleichaltrigen Bevölkerung. Im Vordergrund (77 % der Gesamtkosten) standen indirekte Kosten durch verminderte Produktivität am Arbeitsplatz, Krankschreibung bzw. Berufsunfähigkeit. Der Produktivitätsverlust war besonders hoch, wenn zusätzlich Depressionen, Substanzgebrauch, Essstörungen bzw. Somatisierungsstörungen vorlagen.

Unterdiagnostizierte Störung

Trotzdem gehört die Soziale Phobie zu den unterdiagnostizierten und unterbehandelten psychischen Störungen (Katzelnick et al., 2001; Wiltink et al., 2010). In einer größeren Stichprobe konsekutiver Patienten der psychosomatischen Ambulanz an der Universitätsmedizin Mainz wurde Soziale Phobie als klinische Diagnose (F40.1) nur bei 5,5 % der Patienten gestellt. Demgegenüber ergab der Selbstbericht der Patienten anhand der Liebowitz Social Anxiety Scale (LSAS; Liebowitz, 1987; deutsche Fassung: Stangier & Heidenreich, in Vorb.; Collegium Internationale Psychiatriae Scalarum, 2015) soziale Ängste bei 40,1 % und generalisierte soziale Ängste immerhin bei 14,8 % der Patienten (Wiltink et al., 2010). Wahrscheinlich tragen Scham und soziale Vermeidung der Patienten und eine verbesserungsfähige klinisch-diagnostische Urteilsbildung auf Therapeutenseite dazu bei, dass Soziale Phobie zu selten diagnostiziert wird. Die Diagnosestellung erfordert daher eine gezielte Exploration entsprechend den ICD-10- oder DSM-5-Kriterien.

Mit dem Geschlechterverhältnis von 3 : 2 sind mehr Frauen als Männer (Wittchen & Fehm, 2003) erkrankt.

1.3 Verlauf und Prognose

Die Erstmanifestation der Erkrankung liegt zumeist in der Kindheit oder in der frühen Jugend, nach dem 25. Lebensjahr hingegen finden sich kaum noch Neuerkrankungen. Die Soziale Phobie ist eine chronische Erkrankung, mit einer durchschnittlichen Dauer von 20 bis 30 Jahren (vgl. Keller, 2003). Wie eine aktuelle Auswertung der SOPHO-NET-Studie zeigt, berichten Patienten mit Sozialer Phobie im Gesundheitsfragebogen EQ-5D Beeinträchtigungen ihrer Lebensqualität bzgl. Ausübung alltäglicher Aktivitäten, Schmerz/Unbehagen und Angst/Depression; vergleichsweise gering ist ihre Beeinträchtigung bzgl. Mobilität und Selbstversorgung (Sonntag et al., 2013).

Häufig chronischer Verlauf

Wie naturalistische Langzeitstudien zeigen (z. B. Harvard/Brown Anxiety Program, HARP) ist der Verlauf der Sozialen Phobie oftmals chronisch. Über den Beobachtungszeitraum von 8 Jahren kam es bei lediglich ⅓ der

Betroffenen zu einer Remission der Störung (Keller, 2003). Die Wahrscheinlichkeit einer substanziellen Verbesserung der Symptomatik im Verlauf ist damit im Vergleich z. B. zur Panikstörung (80 %) oder der Major Depression (ca. 70 %) deutlich geringer (Bruce et al., 2005).

1.4 Differenzialdiagnose

Häufig treten soziale Ängste auch bei anderen psychischen Erkrankungen auf. Daher ist eine Abgrenzung von anderen Angststörungen und psychischen Störungen wie Depression und Suchterkrankungen (v. a. Alkohol, Medikamente) erforderlich.

Abgrenzung Panikstörung/ Agoraphobie

Von der *Agoraphobie oder Panikstörung* (Subic-Wrana et al., 2012) lässt sich die Soziale Phobie insofern abgrenzen, als dass die Betroffene mit sozialen Ängsten die Ursache ihrer Ängste (Bewertung durch andere) genau benennen können, während Betroffene, die unter Agoraphobie oder Panik leiden, unter unerwarteten Angstsymptomen ohne offensichtliche Erklärung leiden (Stein & Stein, 2008). Bis zu etwa der Hälfte der Patienten mit Sozialer Phobie beschreiben Symptome, die einer Panikattacke ähneln, die dann in der Folge zu einer sekundären agoraphobischen Vermeidung führen können (Stangier & Fydrich, 2002).

Der zeitliche Verlauf des Angstanfalls ist bei der Panikattacke durch eine kurze, mit hohem Gipfel auftretende Angst gekennzeichnet, bei der Sozialen Phobie eher durch eine anhaltende Angst über soziale Situationen hinweg. Während Patienten mit Panikstörung den Kontakt zu Bekannten aufgrund erwarteter Unterstützung suchen und Orte ohne Fluchtmöglichkeiten meiden, entziehen sich Personen mit Sozialer Phobie interpersonellen Kontakten und fühlen sich oftmals in der Anonymität von großen Menschenmengen wohler. Dieses Vermeidungsverhalten, das auch gegenüber medizinischer Versorgung gezeigt wird, mag auch zur Unterdiagnose beitragen.

Abgrenzung Generalisierte Angststörung

Bei der *Generalisierten Angststörung* beziehen sich die Sorgen nicht speziell auf Themen der Beschämung oder Bloßstellung, sondern auf sehr unterschiedliche Themen (z. B. Wohl der eigenen Person und Nahestehender).

Depressionen

Die symptomatische Ähnlichkeit zu *depressiven Störungen* besteht vorrangig im sozialen Rückzug und dem negativen Selbstbild. Im Falle der Depression sind die Rückzugstendenzen im Sinne des Antriebsverlustes, der Anhedonie oder der niedergeschlagenen Stimmung zu interpretieren, während bei der Sozialen Phobie die Bewertungsangst zu sozialem Rückzug bzw. Vermeidung führt.

Eine schwierige differenzialdiagnostische Unterscheidung ist gegenüber der *Vermeidend-Selbstunsicheren Persönlichkeitsstörung* zu treffen. Diese ist

Vermeidend-Selbstunsichere Persönlichkeitsstörung

durch eine tiefergehende soziale Gehemmtheit, Insuffizienzgefühle und Überempfindlichkeit gegenüber negativer Bewertung gekennzeichnet (vgl. DSM-5; American Psychiatric Association, 2013, 2015). Die Befürchtungen, in zwischenmenschlichen Situationen kritisiert und abgelehnt zu werden, sind ich-synton, permanent und weitaus stärker vorhanden als bei der Sozialen Phobie. Die Beeinträchtigung der Lebensqualität ist stark und berufliche sowie soziale Aktivitäten werden weitgehend gemieden. Die Ängste und Befürchtungen bei der Vermeidend-Selbstunsicheren Persönlichkeitsstörung konzentrieren sich mehr auf die Furcht vor zwischenmenschlichen Beziehungen und weniger auf die sozialen Konsequenzen des eigenen Verhaltens in sozialen Situationen. Etwa 50 bis 90 % der Betroffenen mit Sozialer Phobie erhalten zusätzlich die Diagnose einer Vermeidend-Selbstunsicheren Persönlichkeitsstörung (Shea et al., 2004; Grant et al., 2005). Insgesamt weisen die Befunde darauf hin, dass sich die gleichzeitige Diagnose einer Vermeidend-Selbstunsicheren Persönlichkeitsstörung häufiger bei Personen mit generalisierten sozialen Ängsten findet und auf gravierende sozialphobische Symptombeeinträchtigungen, geringere soziale Fertigkeiten sowie eine höhere Wahrscheinlichkeit zur Ausbildung komorbid depressiver Beschwerden hindeutet (vgl. Heimberg et al., 1993).

1.5 Komorbidität

70 bis 80 % der Personen mit Sozialer Phobie leiden unter weiteren psychischen Störungen (zur Übersicht vgl. Keller, 2003): Angststörungen, depressive Erkrankungen und Substanzabhängigkeiten zählen zu den häufigsten Komorbiditäten, wobei Frauen im Mittel unter einer größeren Anzahl komorbider Störungen leiden als Männer. Nach dem National Comorbidity Survey (Magee et al., 1996) waren 81 % der Patienten mit Sozialer Phobie noch von mindestens einer weiteren psychischen Erkrankung betroffen, die höchste Komorbidität (56,9 %) bestand mit anderen Angststörungen. Knapp 42 % der Patienten waren zusätzlich an einer affektiven Störung erkrankt, meist an einer Major Depression und 39,6 % der Betroffenen litten unter Substanzmissbrauch oder -abhängigkeit. Lässt man die klinisch nicht so bedeutsamen Spezifischen Phobien außer Acht, so handelt es sich bei der Major Depression um die häufigste Komplikation. Im Allgemeinen treten jedoch mehrere psychische Störungen zusätzlich zur Sozialen Phobie auf: 19 % der Patienten sind an einer, 14 % der Patienten an zwei und 48 % der Patienten an drei weiteren Störungen erkrankt (Stein & Kean, 2000). Damit übereinstimmend fanden Dally et al. (2005), dass bei sozialphobischen Patienten im statistischen Mittel 3,3 Diagnosen vergeben werden. Zumeist geht hierbei die Soziale Phobie der komorbiden Störung voraus; die komorbiden Störungen – besonders depressive Erkrankungen – scheinen umso häufiger aufzutreten, je früher die Erstmanifestation der Sozialen Phobie war (Keller, 2003).

Die Soziale Phobie zeichnet sich, besonders im Unterschied zu den spezifischen (isolierten) Phobien, durch eine deutliche Beeinträchtigung der Lebensqualität, insbesondere in Bezug auf Alltagsaktivitäten, Schmerz/Unbehagen und Angst/Depression (Sonntag et al., 2013) und hohe sozioökonomische Kosten, insbesondere durch verminderte Arbeitsproduktivität und Arbeitsunfähigkeit (Stuhldreher et al., 2014), aus. So sind beispielsweise Patienten mit Sozialer Phobie deutlich seltener verheiratet als gesunde Probanden (Keller, 2003; Kessler, 2003). Lebensbezüge, private Bindungen, berufliche Ziele oder auch Hobbys und Interessen werden maßgeblich danach ausgewählt, inwieweit sie die Vermeidung von Interaktionen und Situationen zulassen (z. B. Stein & Kean, 2000).

Soziale Ängste erwiesen sich in internationalen Studien auch als Risikofaktor für problematischen Internetgebrauch, da sozial ängstliche Menschen dazu neigen, Online-Kommunikationen weniger bedrohlich zu erleben als direkten Kontakt. Umgekehrt kann die Flucht in virtuelle Welten zur Verarmung realer Bezüge zu Mitmenschen führen (Wölfling et al., 2012).

1.6 Diagnostische Verfahren und Dokumentationshilfen

Mit hoher Treffsicherheit kann die Soziale Phobie mit *Interviewverfahren* zur Diagnostik psychischer Störungen erfasst werden. Vielfach angewendet wird hier das Strukturierte Klinische Interview für DSM-IV (SKID; Wittchen, Zaudig & Fydrich, 1997).

Fremd- und Selbstbeurteilungsverfahren

Als *Fremdbeurteilungsverfahren* eignet sich vor allem die Liebowitz Soziale Angst-Skala (LSAS; Liebowitz, 1987; deutsche Fassung: Stangier & Heidenreich, in Vorb.; Collegium Internationale Psychiatriae Scalarum, 2015), die Angst (von 0 = „keine" bis 3 = „schwer") und Vermeidung (von 0 = „nie" bis 3 = „gewöhnlich") in insgesamt 24 sozialen Situationen erfragt. Diese Skala liegt auch in Form eines *Selbstbeurteilungsinstrumentes* vor (Fresco et al., 2001). Ein Summenwert von mehr als 30 Punkten in der Skala macht die Diagnose einer Sozialen Phobie wahrscheinlich, eine Gesamtwert von mehr als 60 Punkten gibt Hinweise auf das Vorliegen einer generalisierten Sozialen Phobie.

Selbsteinschätzung

Als kurzes *Screeninginstrument* (drei Items) für den Praxisalltag kann das Mini-Social Phobia Inventory (MINI-SPIN; Connor et al., 2001) dienen (vgl. Kemper et al., 2014): (1) „Aus Angst vor Verlegenheit vermeide ich es, bestimmte Dinge zu tun oder Personen anzusprechen"; (2) „Ich vermeide Aktivitäten, durch die ich im Mittelpunkt der Aufmerksamkeit stehe"; (3) „Sich zu schämen oder dumm zu wirken, gehört zu meinen schlimmsten Ängsten". Die Antwortmöglichkeiten reichen von 0 = „überhaupt nicht" bis 4 = „extrem“. Eine Summe von mindestens 6 Punkten gibt einen Hinweis auf das mögliche Vorliegen einer Sozialen Phobie. Eine Validierung des MINI-SPIN für den deutschen Sprachraum liegt leider noch nicht vor.

Eine Übersicht *weiterer störungsspezifischer Fragebogenverfahren* findet sich z. B. in der „Evidenzbasierten Leitlinie zur Psychotherapie der Sozialen Angststörung“ (Heinrichs et al., 2010).

2 Störungstheorien und -modelle

2.1 Angst und Angststörungen aus psychoanalytischer Sicht

Psychodynamische Konzepte der Angst

In der psychoanalytischen Krankheitslehre spielten von Anfang an Konzepte der Angst eine Schlüsselrolle für das störungsübergreifende Verständnis psychischer Symptombildungen und für Angststörungen im engeren Sinne (für eine Übersicht siehe Ermann, 2012). Bereits 1895 beschrieb Freud erstmals umfassend zentrale Merkmale der „Angstneurose“, die wir heute je nach Symptomausprägung und Verlauf als Generalisierte Angststörung oder als Panikstörung einordnen würden. Diese unterschied er von der sogenannten Angsthysterie, die wir heute den Phobien zuordnen würden. Es entwickelten sich drei störungsübergreifende psychoanalytische Modelle von Angst:

- Freud sah in „der Angst das Grundphänomen und Hauptproblem der Neurose“ (1926/1959, S. 85). Angst sei die Reaktion des Ichs auf eine drohende Gefahr – entweder bei der Realangst als Resultat einer dem Ich bekannten und objektiv vorhandenen Gefahr oder bei der neurotischen Angst als Ergebnis einer inneren Gefahr, die dem Ich (noch) nicht bewusst ist und vor dem Hintergrund früherer Erfahrungen und deren neurotischer Verarbeitung zu verstehen ist.
- Die Ausarbeitungen der Ich-Psychologie (A. Freud, 1936; Hartmann, 1939) legten die Basis für eine differenzierte Beschreibung von Ich-Strukturen und -funktionen wie Selbst- und Objektdifferenzierung, Impuls- und Affektregulation, wie sie heute u. a. in der Operationalisierten Psychodynamischen Diagnostik (Arbeitskreis OPD, 2006) detailliert Berücksichtigung finden. Das klinisch zu beobachtende Kontinuum von diffusen zu zunehmend gerichteten Ängsten hängt mit dem Reife- und Entwicklungsgrad der Ich-Struktur zusammen (vgl. Hoffmann & Eckhardt-Henn, 2001; Mentzos, 1984).

Bindungstheorie

- Nach der Bindungstheorie (Bowlby, 1975) gibt die Nähe zur Bindungsfigur Schutz und Sicherheit, entsprechend kommt es bei bindungsbezogenen Gefahren (z. B. Trennungswunsch oder reale Trennung) zur Angstentwicklung, die dazu motiviert, die Nähe zur Bindungsfigur wieder herzustellen oder früh internalisierte Abwehr- bzw. Bewältigungsmuster dieser Angst zu aktivieren.

Vor dem Hintergrund des konzeptuell breiter angelegten Angstverständnisses wurde die operationale Definition von Angststörungen durch das DSM-III

1980 mit den distinkten Kategorien der Panikstörung, der Generalisierten Angststörung und der Sozialen Phobie von Psychoanalytikern nur zögernd nachvollzogen. Angststörungen zählten in der psychoanalytischen und tiefenpsychologischen Praxis zwar weiterhin zu den hauptsächlichen Erkrankungen (Beutel et al., 2004; Jakobsen et al., 2007; Milrod & Shear, 1991), es wurden aber erst in neuerer Zeit psychoanalytische Modelle zur Entstehung von spezifischen Angststörungen nach ICD-10 formuliert (Beutel et al., 2010; Hoffmann, 2008; Shear et al., 1993), entsprechende Behandlungsmanuale entwickelt und diese in ersten Wirksamkeitsstudien geprüft. Dies sind vor allem die Panikfokussierte Psychodynamische Psychotherapie (Milrod et al., 1997; deutsche Version: Subic-Wrana et al.; 2012) und die supportiv-expressive Therapie (SET) für die Generalisierte Angststörung (Leichsenring & Salzer, 2014b) sowie für die Soziale Phobie (Leichsenring et al., 2008; dieser Band).

2.2 Ätiologie der Sozialen Phobie

Temperament

Wie bei anderen Angststörungen geht man davon aus, dass auch bei der Sozialen Phobie genetische Faktoren, Temperamentsmerkmale (Schüchternheit, Introversion) und negative kindliche Beziehungserfahrungen eine prädisponierende Rolle spielen. So konnten wir in der psychosomatischen Ambulanz zeigen, dass von sozial ängstlichen Patienten vermehrt Kindheitsbelastungen berichteten wurden. Dies galt für emotionale und körperliche Misshandlung, sexuelle Gewalt, emotionale und körperliche Vernachlässigung (Subic-Wrana et al., 2011).

Adoleszenz maßgeblich

Eine prägende Rolle spielen negative soziale Erfahrungen in der Adoleszenz, insbesondere sozial ausgeschlossen, verspottet oder sozial stigmatisiert zu werden. Neurobiologisch gibt es Hinweise auf eine reduzierte Aktivierung in kortikalen Bereichen und auf einen Wechsel zu einer verstärkten Aktivierung phylogenetisch älterer subkortikaler Angstkreisläufe in sozialen Stresssituationen (Kent & Rauch, 2003; Tillfors et al., 2001; Veit et al., 2002). Weiterhin fand man, dass Serotonin-Transporter-Polymorphismen mit der Erregbarkeit der Amygdala und der Symptomschwere in Verbindung stehen (Furmark et al., 2004).

Verhaltenstherapeutische Modelle

In den *verhaltenstherapeutischen* Störungsmodellen der Sozialen Phobie rufen bestimmte soziale Situationen automatische Gedanken hervor, die sich um gefürchtete negative Bewertungen durch andere drehen. Gemäß dem psychophysiologischen Modell kommt es bei den Betroffenen aufgrund negativer dysfunktionaler Kognitionen zu einer erhöhten körperlichen Erregung. So wirkt die negative Sicht auf die eigene Person („ich bin ungeschickt, minderwertig, unfähig, dumm ...") sowie auf andere („andere sind kritisch, demütigend, überlegen ...") als kognitiver „Filter", der die Interpretation der sozialen Situation ungünstig beeinflusst und diese als bedrohlich erscheinen lässt. In den sozialen Situationen treten dann negative Kognitionen, körperliche Reaktionen (u. a. Erröten, Schwitzen, Herzrasen) sowie motorische Verhaltensweisen (Vermeidungsverhalten, Sicherheitsverhalten) auf. Diese Reaktionen werden aufgrund der fokussierten Aufmerksamkeit in besonders hohem Maße wahrgenommen und als Bestätigung der antizipierten Ängste interpretiert, was wiederum zu einer Verstärkung der körperlichen Reaktion führt.

Soziale Stimuli/Situationen können aber nicht durchgängig vermieden werden, und Betroffene ertragen solche „unvermeidbaren" Situationen nur unter großer Angst. Dies käme einer Konfrontation mit Angst auslösenden Reizen nahe, und irrationale sozialphobische Überzeugungen könnten korrigiert werden. Clark und Wells (1995) erklären die Aufrechterhaltung sozialer Ängste durch fehlerhafte Prozesse in der Informationsverarbeitung (Stangier, Clark & Ehlers, 2006):

Informationsverarbeitung bei der Sozialen Phobie

1. Die Fokussierung der Aufmerksamkeit auf die eigene Person (körperliche Angstsymptome) und nicht auf die soziale Situation beeinflusst die soziale Kompetenz und das Auftreten der Betroffenen negativ, da die Durchführung einer Aufgabe und die Wahrnehmung interpersoneller und situativer Aspekte erschwert ist.
2. Sicherheitsverhalten wird zur Verhinderung befürchteter Katastrophen eingesetzt, indem maladaptive Verhaltensstrategien (z. B. Ablenkung) angewendet werden.
3. Die antizipatorische und nachträgliche kognitive Verarbeitung beinhaltet eine intensive Vorstellung gefürchteter Ausgänge sozialer Situationen, den Aufbau zunehmend stärkerer Ängste und die nachträglich selektiv negative Verarbeitung der vorangegangenen Situation (als Misserfolg), die die dysfunktionale Überzeugung festigt, dass Situationen tatsächlich gefährlich sind.

2.3 Zur Psychodynamik der Sozialen Phobie

Zum Verständnis der Psychodynamik der Sozialen Phobie wird zunächst ein Fallbeispiel dargestellt.

Fallbeispiel

Frau H., die seit ihrer Jugend unter stark ausgeprägten sozialen Ängsten leidet, äußert bereits während des diagnostischen Erstgesprächs den dringenden Wunsch nach einem baldmöglichen Beginn einer psychotherapeutischen Behandlung. Als die Therapeutin dem zustimmt und unmittelbar einen Therapieplatz anbietet, zögert die Patientin plötzlich. Mit einem Mal gehen ihr vielerlei – rational durchaus nachvollziehbare – Gründe durch den Kopf, wegen derer sie keinesfalls jetzt mit einer Psychotherapie beginnen könne. Die Therapeutin lässt dies zunächst unkommentiert. Frau H. erinnert in den folgenden Minuten Begegnungen mit anderen Menschen, in denen sie stets davon überzeugt gewesen sei, „versagt" zu haben, „nicht auszureichen" und demgemäß abgelehnt worden zu sein.

Auf die Nachfrage, was ihr in solchen und ähnlichen Momenten durch den Kopf gehe, beschreibt die Patientin, sie glaube, Angst vor zu viel Nähe zu haben. „Wenn jemand mich richtig kennenlernt, mag er mich nicht mehr." Die Therapeutin entgegnet, dass es in einer Therapie ebenfalls darum gehe, sie näher kennenzulernen. Frau H. lächelt verlegen, sagt dann: „Und ich muss hier viel von dem erzählen, was ich noch nie jemandem erzählt habe, was bisher nur in meinem Kopf war." Die Therapeutin erwidert: „Und wenn Sie mir das alles erzählt haben, ist für Sie klar, dass ich Sie dann auch nicht mehr mag (…)." Frau H. muss lachen: „Ja, genau." Die Therapeutin fügt hinzu: „Und dann ist es besser, Sie lassen sich erst gar nicht auf eine Therapie ein." Die Patientin fällt ins Wort: „Aber eigentlich will ich ja kommen."

Teufelskreis der Sozialen Phobie

Anhand dieses kurzen Fallbeispiels lässt sich der „Teufelskreis" der Sozialen Phobie bereits in seinen Grundzügen skizzieren: Zentral im Erleben des sozialphobischen Menschen ist der Wunsch nach Akzeptanz und Bestätigung durch das bedeutsame Gegenüber bei gleichzeitig antizipierter Demütigung und Beschämung durch die ablehnende elterliche Figur. So schilderte auch Frau H. – unmittelbar im Anschluss an die Zusage eines Therapieplatzes – Erlebnisse, in denen sowohl ihr Wunsch nach Akzeptanz als auch ihre Angst vor negativen Reaktionen deutlich wurden. Vor diesem Hintergrund gelang es, die Ambivalenz der Patientin, die sie durch vielerlei Begründungen rationalisierte, als charakteristischen Konflikt zu verstehen, der sich erwartungsgemäß auch in der therapeutischen Beziehung manifestiert hatte. Oftmals bemühen sich solche Patienten, möglichst „perfekt" zu sein, um der Zurückweisung zu entgehen – ein Anspruch jedoch, der die ohnehin schon bestehende Anspannung, die Angst vor dem Scheitern und die damit verbundene Beschämung nochmals intensiviert.

Diese sowie weitere für die Psychodynamik relevanten Aspekte werden in den nächsten Abschnitten – gegliedert nach selbstpsychologischen, objektbeziehungstheoretischen, ich-psychologischen, triebpsychologischen und bindungstheoretischen Gesichtspunkten – eingehend beschrieben.

2.3.1 Selbstpsychologische Aspekte

Eine wesentliche Komponente der Sozialen Phobie besteht in einem gestörten Selbstkonzept, das mit Störungen der Selbstwahrnehmung und des Selbstwertgefühls sowie unrealistischen Selbstabwertungen/-idealisierun-

Mangel anerkennender Introjekte

gen verbunden ist. Der an einer Sozialen Phobie Leidende glaubt, für seine Umgebung „unerträglich" oder „nicht liebenswert" zu sein. Empirische Studien bestätigen, dass bei Patienten mit Sozialer Phobie ein geringes Selbstwertgefühl sowie ein hohes Ausmaß an Selbstkritik vorliegen (Cox et al., 2004; Izgic et al., 2004; Hirsch et al., 2003, 2004). Offenkundig zeigt sich bei diesen Menschen ein spezifischer Mangel an anerkennenden („spiegelnden") Introjekten, wie diese von Kohut (1969) beschrieben wurden.

Ähnlich wie Winnicott (z. B. 1964) verbindet Kohut die Selbstentwicklung mit der mütterlichen Feinfühligkeit. Kohut postuliert, dass sich die narzisstische Entwicklung auf einer eigenen Linie bewegt (unabhängig von der Entwicklungslinie der Triebe) und dass die primären Objekte bestimmte Funktionen für das kindliche Selbst ausüben, als „Selbstobjekte" fungieren. In der kindlichen Entwicklung ermöglichen ein spiegelndes Selbstobjekt (z. B. die Mutter) die Entfaltung von kindlicher Allmacht und Grandiosität. Fernerhin ermöglichen die empathischen Reaktionen des spiegelnden Selbstobjekts auch den Aufbau eines idealisierten Elternbildes, mit dem der Säugling verschmelzen möchte. Altersadäquate, gemäßigte Frustrationen führen schrittweise zu einer Veränderung der infantilen Allmachtsgefühle und zu einer Internalisierung von spiegelnden, d. h. Anerkennung gebenden Objekten. Die „umwandelnde Verinnerlichung" des Selbstobjekts führt nach und nach zu einer Konsolidierung des Kern-Selbst. Die Idealisierung und Internalisierung von Selbstobjekten mündet in die Entwicklung von Idealen und die Herausbildung des sogenannten „bipolaren Selbst" mit all seinen Ambitionen, Idealen sowie ihm zur Verfügung stehenden Talenten und Begabungen und den Spannungen, die zwischen diesen verschiedenen Bestandteilen des Selbst resultieren. Genau dieser Prozess scheint bei Patienten mit Sozialer Phobie gestört – die Eltern sind den narzisstischen Bedürfnissen und Wünschen des Kindes nach Anerkennung und Spiegelung nicht ausreichend gerecht geworden. Infolgedessen fehlt es den Patienten an anerkennenden Introjekten, die das Selbstwertgefühl angemessen regulieren und aufrechterhalten. Die defizitäre Selbstsicht kann auch als ein Versuch verstanden werden, die Wahrnehmung der (früher) möglicherweise tatsächlich gering achtenden oder entwertenden Umwelt und die Selbstwahrnehmung in Übereinstimmung zu bringen. Ein weiterer wesentlicher Aspekt der Psychodynamik, der als Abwehr gegen das Empfinden der Minderwertigkeit zu begreifen ist, sind kompensatorische, zumeist unbewusste Größenfantasien („Größenselbst"; Kohut, 1969). Diese münden in massiv überhöhten Ansprüchen an die eigene Person (z. B. ein anstehender Vortrag muss „absolut brillant" sein).

Größenfantasien

Auch die eingangs erwähnte Patientin Frau H. berichtete in Anbetracht ihres unmittelbar bevorstehenden Geburtstages, welch immens hohe Anforderungen sie in dieser Hinsicht an sich stellt: „Ich überlege dann schon tagelang vorher, wie ich mich am besten bedanke. Sodass alle zufrieden sind. Es muss freundlich sein, aber nicht zu aufdringlich. Aber auch nicht zu oberflächlich. Verbindlich muss es sein, alle Gäste einschließend."

Dass derartige Ansprüche intensive Erwartungsängste sowie intensive Anspannung bedingen, scheint offenkundig. Und so nimmt es nicht wunder, dass die Patientin sich seit Jahren außerstande sieht, ihren Geburtstag „öffentlich" zu feiern.

Schamaffekte als Kernmerkmal

Gabbard (1992) weist auf die besonders enge Verbindung von Schamaffekten und Sozialer Phobie hin: Er sieht der Sozialen Phobie den Wunsch nach Akzeptanz und Aufmerksamkeit zugrunde liegen. Dieses Verlangen jedoch bewirkt – aufgrund der Erfahrungen mit den zurückweisenden und nicht ausreichend auf die kindlichen Bedürfnisse eingehenden Eltern – tiefe Beschämung. Um den vorgestellten Demütigungen und Herabsetzungen zu entgehen, vermeiden die Patienten Situationen bzw. Begegnungen, in denen sich solch eine gefürchtete Reaktion des bedeutsamen anderen ereignen könnte. Lutwak und Ferrari (1997) zeigten in ihrer Untersuchung, dass Scham signifikant positiv korreliert mit der Angst vor einer negativen Beurteilung durch andere sowie mit sozialer Vermeidung und signifikant negativ korreliert mit der erinnerten elterlichen Fürsorge. Joraschky (1998) fokussierte in seinen Ausführungen ebenfalls auf die Scham, hob deren Bedeutung für die Regulierung von Selbst-Objekt-Grenzen hervor und diskutierte Scham als Folge von Grenzverletzungen. Danach treten beispielsweise infolge eines sexuellen Missbrauchs zumeist soziale Unsicherheit und soziale Ängste auf.

Setzen von Grenzen

Besonders relevant für die Soziale Phobie scheinen hier Unsicherheiten hinsichtlich des Setzens eigener Grenzen zu sein. König (1981) beschreibt für eine Teilgruppe der an Erythrophobie (Angst vor dem Erröten) Leidenden das Wissen um ein beschämendes Familiengeheimnis (z. B. alkoholkranke Mutter, ein zu verheimlichender Firmenbankrott etc.) als psychodynamischen Faktor. Dergestalt formuliert er, dass sich Erythrophobe bezüglich bestimmter Aspekte ihrer Identität schämen, die sich durch Identifikation mit dem Familienmitglied entwickeln, welches Eigenschaften aufweist, die außerhalb der Familie intensive Scham hervorrufen würden. Diese Patienten fürchten fortwährend, ein bestimmtes (den beschämenden Aspekten ihrer Identität entsprechendes) Verhalten in der Öffentlichkeit zu zeigen. Bezieht man diese Überlegungen auf jene von Gabbard (1992), könnte das zentrale Beziehungskonflikt-Thema (ZBKT; vgl. Kap. 3.1) folgendermaßen formuliert werden: „Ich möchte im Mittelpunkt der Aufmerksamkeit stehen und von anderen bestätigt werden (Wunsch, W). Aber die anderen werden mich demütigen, weil ich mich in einer Weise verhalte, die sie denken lässt, dass ich wie mein Vater/meine Mutter bin, die diese Dinge taten, für die ich mich schämte (Reaktion der anderen, „others", RO). Aus diesem Grund würde ich mich schämen, wenn ich mich den Blicken anderer aussetzte. Das kann ich vermeiden, indem ich mich von anderen fernhalte (Reaktion des Selbst, RS)."

2.3.2 Objektbeziehungspsychologische Aspekte

Identifikation mit dem Aggressor

Aus einer objektpsychologischen Perspektive lässt sich die soziale Angst als Resultat der Internalisierung früher negativer Beziehungserfahrungen verstehen (vgl. „Identifikation mit dem Aggressor“). Als Folge stehen sich entwertende Objektrepräsentanzen und entwertete Selbstrepräsentanzen gegenüber. Gilbert (1989) weist auf zwei biologisch begründete Motivationssysteme hin – das Abwehrsystem und das Sicherheitssystem – denen für das Verständnis einer Sozialen Phobie eine hohe Relevanz zukommt. Das Abwehrsystem sucht die Umgebung auf Hinweise bezüglich der Frage „Wer bedroht mich?“ bzw. „Wen bedrohe ich?“ ab. Die Aktivierung dieses Systems wird durch das Sicherheitssystem gemildert, welches wohlwollende Signale erkennt, auf diese reagiert und so wertschätzende und kooperative Beziehungen ermöglicht.

Menschen mit Sozialer Phobie aktivieren nun zumeist das Abwehrsystem, die Umwelt wird vornehmlich als gefährlich angesehen, freundliche Signale hingegen werden kaum wahrgenommen. Es dominiert die Erwartung, gedemütigt und herabgesetzt zu werden.

In diesem Zusammenhang ist das Konzept von Hoffmann (2002, 2003) relevant, der bei Patienten mit Sozialer Phobie davon ausgeht, dass der gestörten Selbstwertregulierung eine Identifikation mit dem Aggressor zugrunde liegt. Eine solche Identifikation mit dem Aggressor stellt eine spezifische Beeinträchtigung der „umwandelnden Verinnerlichung“ bei Patienten mit Sozialer Phobie dar.

2.3.3 Ich-psychologische Aspekte

Defizite der Affektwahrnehmung und -steuerung

Bei sozialphobischen Patienten mit ich-strukturellen Beeinträchtigungen können Defizite in der Affektwahrnehmung und -steuerung vorliegen. Bei diesen Patienten kann auch die Annahme, der soziale andere würde sie genauso kritisch betrachten wie sie sich selbst, auf eine mangelnde Differenzierung zwischen Selbst- und Objektrepräsentanzen hinweisen. Darüber hinaus finden sich bei Patienten mit Sozialer Phobie häufig Einschränkungen in sozialen Kompetenzen (Hoffmann, 2002, 2003).

2.3.4 Triebpsychologische Aspekte

Gabbard (1992) setzt sich ferner mit der Bedeutung von Aggression und Schuldgefühlen bei der Sozialen Phobie auseinander: Danach verzerren manche Menschen ihr Bedürfnis nach Akzeptanz und Beachtung als aggressives Verlangen nach totaler Aufmerksamkeit, das wiederum mit dem Wunsch gekoppelt ist, den ebenfalls Aufmerksamkeit verlangenden Rivalen zu vertreiben. Die vor diesem Hintergrund entstehenden Schuldgefühle können überdies mit weiteren Schamgefühlen verbunden sein, die aus der wahrgenommenen (realen oder fantasierten) Unfähigkeit resultieren, den Rivalen nicht wirklich beseitigen zu können.

Bei einigen an Erythrophobie leidenden Patienten kann den klassischen Triebkonflikten eine entscheidende Rolle zukommen: Hier drückt sich im Symptom sowohl die Abwehr gegen einen Triebimpuls (z. B. gegen einen verbotenen sexuellen Wunsch) sowie seine teilweise Befriedigung aus. Im Mittelpunkt einer triebtheoretischen Betrachtung der Erythrophobie stehen in differierender Gewichtung Exhibitionstendenzen in Kombination mit der subjektiven Gewissheit, kastriert zu sein (Seidler 1995). Bergler (1944) beispielsweise deutet die Erythrophobie als eine Abwehr gegen den Exhibitionismus, wenn er schreibt: „Eine Verschiebung von unten nach oben lässt das Gesicht gleichsam wie ein Phallus erscheinen, wodurch unbewusste exhibitionistische und Bestrafungswünsche befriedigt werden" (S. 43, Übers. d. Verf.). Und Fenichel (1975, S. 18) versteht als unbewussten Inhalt erythrophober Ängste „nicht nur die Vorstellung, dass exhibitionistische Handlungen Kastration oder Liebesverlust hervorrufen könnten, sondern es ist spezifischer die Vorstellung, dass das, was das persönliche Selbstgefühl angesichts einer Gefahr aufrechterhalten soll, zum Gegenteil, zur vollständigen Annihilierung der Person führen könnte."

Erythrophobie – Ausdruck von Triebkonflikten

2.3.5 Bindungstheoretische Aspekte

Eine unsichere Bindung wird als ein wesentlicher Faktor bei Angststörungen (Bowlby, 1975, 1976, 1983) und speziell bei der Sozialen Phobie angesehen (Hoffmann, 2002, 2003; Vertue, 2003). Eng et al. (2001) zeigten in einer empirischen Studie, dass Patienten mit Sozialer Phobie sich im Unterschied zu anderen Angststörungen vor allem durch einen vermeidenden Bindungsstil auszeichnen. Bowlby (1975, 1976, 1983) konzipiert Bindung als Resultat eines angeborenen, ethologischen Verhaltenssystems, das der Herstellung von Nähe dient und dessen Bedrohung zum Angstaffekt führt. Eine empathische, sensibel auf die kindlichen Bedürfnisse eingehende Umwelt fördert die Erfahrung von Bindungssicherheit und den daraus resultierenden explorativen Zugang zur Welt. Eine unsichere Bindung hingegen behindert ein neugieriges Zugewandt-Sein und kann zu sozialen Ängsten und Vermeidungsverhalten führen.

Unsichere Bindung

Mögliche Folge einer Bedrohung der Bindungssicherheit ist die Trennungsangst. Gabbard (1992) folgend, kann diese einen weiteren bedeutsamen Faktor im Erleben sozialphobischer Patienten bilden: Der an sozialen Ängsten Erkrankte fürchtet, verlassen zu werden bzw. die Liebe der versorgenden Bezugsperson zu verlieren, wenn er sich in Richtung vermehrter Autonomie bewegt. Um solche für sie katastrophalen Beziehungsabbrüche zu verhindern, vermeiden diese Menschen die Hinwendung zu – diesbezüglich bedrohlichen – sozialen Kontakten.

2.3.6 Fazit

Zusammenfassend lässt sich das psychodynamische Teufelskreismodell der Sozialen Phobie (vgl. Abb. 1) wie folgt beschreiben: Aus dem Zusammenspiel psychischer und biologischer Entwicklungsmerkmale kommt es zu einem *defizitären Selbst- und Körperkonzept*. *Kompensationsversuche*, insbesondere das häufig zu beobachtende *Perfektionsstreben* („fehlerlos" oder „makellos" zu sein), äußern sich in *unbewussten, überzogenen Selbstansprüchen* im Sinne eines *Größenselbst*. Wird dieses auf andere projiziert (Annahme, dass andere überzogene Ansprüche an die betroffene Person haben), kommt es zu massivem Erleben von Versagen und Abwertung durch das soziale Umfeld. Es entstehen heftige Gefühle von *Scham bzw. Panik*, die wiederum das *defizitäre Selbst- und Körpererleben* verstärken.

Psychodynamisches Teufelskreismodell

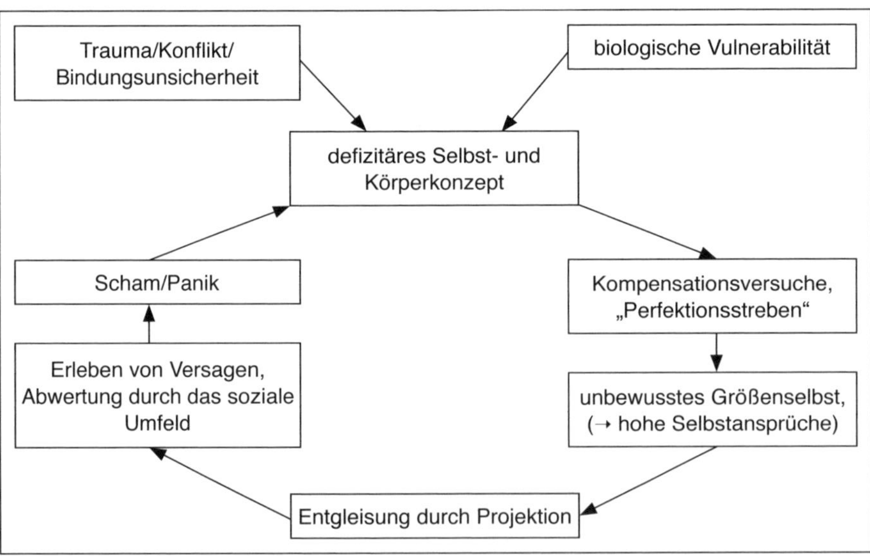

Abbildung 1: Psychodynamisches Teufelskreismodell der Sozialen Phobie (modifiziert nach Hoffmann, 2002)

3 Grundlagen der supportiv-expressiven Therapie nach Luborsky

Supportiv-expressive Therapie

Die supportiv-expressive Therapie (SET) wurde von Luborsky (1995) entwickelt und basiert auf seiner Arbeit bei der Menninger Foundation (Wallerstein & Robbins, 1956; Wallerstein, 1989). Die SET kann sowohl als (zeitbegrenzte) Kurzzeitbehandlung als auch als Langzeitbehandlung ohne A-priori-Stundenbegrenzung durchgeführt werden. In Studie A1 (Leichsenring et al., 2013) des Forschungsverbundes zur Psychotherapie der Sozialen Phobie (SOPHO-NET) wurde die Kurzzeitbehandlung mit 25 Sitzungen plus 5 probatorischen Sitzungen durchgeführt. Inzwischen liegen mehrere manualgeleitete Adaptierungen der SET für verschiedene psychische Störungen vor: für depressive Störungen, Generalisierte Angststörung, Bulimia nervosa, vermeidende und zwanghafte Persönlichkeitsstörung sowie für Opiat- und Kokainabhängigkeit (Barber et al., 1997, Crits-Christoph et al., 1995; Garner et al., 1993; Luborsky, Woody, Hole, Velleco, 1995; Luborsky, Mark et al., 1995, Mark & Faude, 1995, Mark, Barber & Crits-Christoph, 2003). Die Wirksamkeit der SET bei spezifischen psychischen Störungen wurde in mehreren randomisierten kontrollierten Studien nachgewiesen. Bei diesen Störungen handelte es sich um Opiatabhängigkeit (Woody et al., 1983; Woody et al., 1990; Woody et al., 1995), Kokainmissbrauch (Crits-Christoph et al., 1999, 2001), Bulimia nervosa (Garner et al., 1993) und Generalisierte Angststörung (Crits-Christoph et al., 2005; Leichsenring et al., 2009c). Außerdem liegen zwei Studien ohne Kontrollgruppen zur SET bei depressiven Störungen und bei zwanghaften und vermeidenden Persönlichkeitsstörungen vor (Barber et al., 1997; Diguer et al., 1993).

3.1 Zum Verständnis von Symptomen, Konflikten und Übertragung: Das zentrale Beziehungskonflikt-Thema

In der psychodynamischen Psychotherapie wird davon ausgegangen, dass psychische Symptome sowohl durch biologische als auch durch psychologische Faktoren bestimmt werden (Luborsky, 1995, 1996, 2001; Gabbard, 2000; Miller et al., 2005). Luborsky (1996, 2001) nimmt eine allgemeine biopsychosoziale Prädisposition an, die bei der Wahl des Hauptsymptoms eine Rolle spielt. Im Hinblick auf ihre psychologischen Determinanten werden psychische Symptome in der psychodynamischen Therapie als Folgen von ungelösten Konflikten oder von Beeinträchtigungen in Ich-Funktionen verstanden (zum Konzept der Ich- Funktionen siehe z. B. Bellak et al., 1973).

Zentrales Beziehungskonflikt-Thema

Luborsky hat das psychodynamische Konzept des Konflikts als zentrales Beziehungskonflikt-Thema (ZBKT) beschrieben (Luborsky, 1995, 1990a, 1990b; Crits-Christoph, Luborsky, Dahl et al., 1988; Eckert et al., 1990; Crits-Christoph, Connolly & Shaffer, 1999).

Ein ZBKT besteht aus drei Komponenten: einem *Wunsch* (W: „Ich wünsche, dass Person X ...“), einer *Reaktion der anderen* (RO: „Aber Person X wird ...“) und einer *Reaktion des Selbst* (RS: „Deshalb werde ich ...“). In diesem Schema repräsentiert die Reaktion des Selbst (RS) die Symptome des Patienten. Für einen Patienten mit einer Sozialen Phobie kann das ZBKT z. B. in folgender Weise beschrieben werden (Gabbard, 1992): „Ich möchte im Zentrum der Aufmerksamkeit stehen und von anderen bestätigt werden (W). Aber die anderen werden mich demütigen und abwerten (RO). Ich schäme mich und bekomme Angst, mich zu zeigen. Deswegen habe ich mich entschieden, es zu vermeiden, mich zu zeigen (RS, Symptome der Sozialen Phobie).“ Wir nehmen allerdings nicht an, dass es nur ein spezifisches ZBKT gibt, das allen Patienten mit Sozialer Phobie gemeinsam ist.

Wie man an den nachfolgenden Beispielen erkennen kann, sind die Themen ähnlich, aber dennoch lässt sich feststellen, dass die jeweilige Formulierung individuelle Aspekte enthält.

Beispiele für zentrale Beziehungskonflikt-Themen:

W: Ich möchte, dass andere nur meine menschlichen Qualitäten sehen und stets einen guten Eindruck von mir haben.
RO: Die anderen erkennen meine Unsicherheit und stellen mich in Frage, greifen mich an, machen sich lustig über mich.
RS: Ich bin angespannt, versuche, soziale Begegnungen zu vermeiden, und ziehe mich zurück.

W: Ich will, dass die anderen mich für völlig souverän und unantastbar halten.
RO: Sie weisen unerbittlich meine Fehler nach.
RS: Ich verberge, vertusche und kontrolliere jegliche Fehler und Mängel.

W: Ich möchte immer gut dastehen und einen guten Eindruck machen.
RO: Die anderen überrumpeln mich, entdecken meine Schwächen, die mich selbst stören.
RS: Ich vermeide jegliche Situation, in denen ich angesprochen werde und die anderen meine Schwächen bloßstellen.

3.2 Fokus der Behandlung

Die Aufgabe des Therapeuten in der SET ist es, das ZBKT zu identifizieren, auf dem die gegenwärtigen Symptome des Patienten beruhen.[1] Zu diesem Zweck untersucht er oder sie die Beziehungsepisoden, die in den Erzählungen des Patienten über Interaktionen mit anderen Menschen im Lauf der Therapie enthalten sind (Luborsky, 1995, 1990a, 1990b), z. B.: „Auf der Geburtstagsfeier meines Vaters, als ich ihm erzählte, dass ich mein Examen erfolgreich bestanden hatte, sagte er nur: Aber dein Bruder war schneller, Junge! – Ich habe mich fürchterlich geschämt." Wenn das ZBKT identifiziert ist, dient es als Fokus, auf den der Therapeut seine und des Patienten Aufmerksamkeit richtet. Das ZBKT repräsentiert ein Übertragungspotenzial, ein Schema, das zentrale Wünsche, antizipierte Reaktionen der anderen und des Selbst („Ich wünsche, dass …, aber die anderen werden … deshalb werde ich …"), verknüpft und wiederholt reproduziert wie ein Thema und Variationen eines Themas, trotz seiner selbstschädigenden Natur (Luborsky, 1995). Die Betonung, die psychodynamische Therapien auf den Beziehungsaspekt der Übertragung legen, ist in technischer Hinsicht ein Schlüsselunterschied zu kognitiv-behavioralen Therapien (Cutler et al., 2004).

3.3 Ziele in der SET

Das Erarbeiten von Zielen ist eine wichtige Komponente der SET: Ziele bringen den Patienten in die Behandlung, halten ihn in der Behandlung, geben Orientierung und sind Marker des Fortschritts oder seines Ausbleibens (Luborsky, 1995, S. 59–61). Das Setzen von Zielen moduliert oder bremst auch die Regression, was sehr wichtig ist bei misstrauischen Patienten und bei solchen, die Angst vor Abhängigkeit haben (Luborsky, 1995). Bei einer Kurzzeitbehandlung ist es erforderlich, dass Ziele fokussiert sind (Luborsky, 1995; Crits-Christoph et al., 1995). Weitergehende Veränderungen der Persönlichkeit sind nicht primäres Ziel der Kurzzeitbehandlung.

Ziele und Zielformulierungen

Es ist günstig, Ziele in der Sprache des Patienten zu formulieren. Wenn sich ein Patient bei der Formulierung von Zielen nur auf seine Symptome der Sozialen Phobie bezieht, ist es wichtig, die Symptome aktiv auf das ZBKT zu beziehen. Nach einem Beispiel von Crits-Christoph et al. (1995, S. 53) kann dies durch Interventionen der folgenden Art geschehen:

„Gut, jetzt haben Sie mir ein Bild Ihrer Symptome gegeben. Aber es wäre hilfreich für mich, mehr über Sie zu wissen, über Ihre Familie, Ihre Beziehungen und Ihre Arbeit." Oder der Therapeut kann z. B. Folgendes sagen:

---

1 Um der Lesbarkeit des Textes willen wurde (meist) der (grammatikalisch männliche) Begriff Therapeut bzw. Patient verwendet. Gemeint sind natürlich jeweils Therapeutinnen und Therapeuten, Patientinnen und Patienten.

„Wir stimmen darin überein, dass es ein wichtiges Ziel dieser Behandlung ist, an Ihren Ängsten, Referate an der Universität zu halten, zu arbeiten. Sie erzählten mir auch, dass es wichtig für Sie ist, von anderen geschätzt zu werden. Damit ich Ihnen bei Ihren sozialen Ängsten helfen kann, schlage ich vor, wir untersuchen Ihre Gefühle und versuchen herauszufinden, ob Ihre Ängste an der Universität etwas mit diesen Problemen zu tun haben.“ Im nächsten Schritt verbindet der Therapeut die erreichten Verbesserungen in den Symptomen mit den damit zusammenhängenden Veränderungen im Selbstkonzept und in interpersonellen Beziehungen (Crits-Christoph et al., 1995). Ziele können sich während der Behandlung verändern. Zum Beispiel kann sich der Patient sicherer fühlen oder sein Widerstand ist reduziert oder durchgearbeitet.

Fallbeispiel

Unter dem Druck anstehender wichtiger Gespräche mit Vorgesetzten und einigen Vorträgen in seiner Firma gab Herr S. in der 5. probatorischen Sitzung als Ziel für die Behandlung an: „Ich möchte gelassener werden in sozialen Kontakten und die Reaktionen der anderen nicht ständig so interpretieren, als seien sie auf mich bezogen.“ Wenn man sich nun die Komponenten des ZBKT dieses Patienten ansieht – W: „Ich will eine makellose Figur machen“, RO: „Die anderen erkennen meine Unsicherheit“, RS: „Ich bin angespannt, versuche soziale Begegnungen zu vermeiden und ziehe mich zurück“ –, stecken schon in der Zielformulierung. Komponenten des ZBKT, die in der Behandlung gemeinsam mit dem Patienten im Sinne einer Fokaltherapie untersucht werden können. Dies sind Überprüfung/Validierung der Reaktion der anderen und der eigenen Reaktion.

3.4 Interventionen der SET

Psychodynamische Psychotherapien operieren auf einem supportiv-expressiven (oder supportiv-interpretativen) Kontinuum (Gabbard, 2000; Gill, 1951; Luborsky, 1995; Wallerstein, 1989). Für die SET sind supportive und expressive (oder interpretative) Interventionen durch Behandlungsmanuale sowie durch Ratingskalen für Adhärenz und Kompetenz spezifiziert und operationalisiert worden (Luborsky, 1995; Luborsky, Woody, McLellan & Rosenzweig, 1982; Barber & Crits-Christoph, 1996).

Für die SET kann die Beziehung zwischen supportiven und expressiven Interventionen folgendermaßen beschrieben werden (Luborsky, 1995): Je schwerer gestört ein Patient ist oder je akuter seine Probleme sind, desto mehr supportive und desto weniger expressive Interventionen sind erforderlich und umgekehrt. Durch diese Variationsmöglichkeit kann ein breites

Spektrum von psychischen Störungen mit SET behandelt werden, die von leichteren Anpassungsstörungen oder Belastungsstörungen zu schweren Persönlichkeitsstörungen, wie der Borderline-Störung, oder sogar zu psychotischen Störungen reichen (Luborsky, 1995).

3.4.1 Supportive Interventionen

Supportive Interventionen

Alle Formen der Psychotherapie beinhalten supportive Aspekte (Luborsky et al., 1982; Wallerstein, 1989, S. 204). Luborsky hebt folgende supportive Elemente oder Interventionen hervor:

- Rahmen und regelmäßige Sitzungen,
- Vereinbarung von Zielen (z. B. Symptome reduzieren, Konflikte verstehen),
- Betonung des gemeinsamen Arbeitens auf die Ziele hin,
- Ressourcen des Patienten aufgreifen und fördern,
- Standpunkt der Einfühlung und des Verstehens statt einer moralisierenden Haltung oder Beharren auf einer bestimmten Sichtweise (Freud, 1913),
- Sympathie für den Patienten entwickeln („Was mag ich an ihm?"),
- Lebenstüchtigkeit fördern (z. B. bei Prüfung, Studium, Beruf),
- bestimmte Widerstände zunächst akzeptieren und den Patienten nicht überfordern (z. B. keinen neuen zusätzlichen Fokus eröffnen, etwa neben den Problemen mit der Ehefrau auch noch solche mit dem Chef angehen (König, 2007),
- Zuversicht vermitteln, realistische Hoffnung, die Ziele zu erreichen,
- Fortschritte bei den Zielen anerkennen („Meilensteine" hervorheben, z. B.: „Erinnern Sie sich: Damals haben Sie es zum ersten Mal geschafft, Ihrer Mutter zu widersprechen. Das war ein ganz wichtiger Schritt.").

Hilfreiche Beziehung

Die Etablierung einer hilfreichen Beziehung wird von Luborsky als ein zentraler Aspekt supportiver Interventionen gesehen. Zwei Typen der hilfreichen Beziehung werden beschrieben.

Typ I: Verständnis und Akzeptanz

Typ I bezieht sich auf die Erfahrung, dass der Therapeut hilfreich ist und der Patient Hilfe erhält. Luborsky (1995, S. 78–85) hat verschiedene Prinzipien für supportive Interventionen vom Typ I formuliert, z. B. „Vermittle ein Gefühl von Verständnis und Akzeptanz" oder „Vermittle durch Worte und Handlungen Unterstützung für den Wunsch des Patienten, seine Ziele zu erreichen." Eine entsprechende Intervention könnte z. B. lauten: „In der ersten Sitzung haben Sie sich das Ziel gesetzt, Ihre sozialen Ängste zu verringern. Aus diesem Grund ist es wichtig, dass Sie es nicht vermeiden, zu dieser Party zu gehen."

Typ II bezieht sich auf die Erfahrung des Patienten, mit dem Therapeuten in einem Team zusammenzuarbeiten (Luborsky, 1995). Supportive Interven-

Typ II: „Wir-Bündnis“

tionen vom Typ II umfassen u. a. die Etablierung eines „Wir-Bündnisses“ (z. B. „Wie wir in den letzten Sitzungen herausgefunden haben ...“) oder die Anerkennung der wachsenden Fähigkeit des Patienten, an seinen Problemen in derselben Weise zu arbeiten, wie es der Therapeut tut (z. B. „Diesmal haben Sie selbst herausgefunden, warum Ihnen andere so viel Angst machen. Sie haben es auf dieselbe Weise herausgefunden, wie wir es hier tun.“). Außerdem hat das Bemühen des Therapeuten um Verständnis einen erheblichen supportiven Wert (Luborsky, 1995, S. 85). Wenn es gelingt, gemeinsam ein Verständnis der Symptome auf dem Hintergrund des ZBKT zu erreichen (expressiver Aspekt), hat dies oft einen starken supportiven Effekt: Die Patienten fühlen sich ihren Symptomen und Problemen nicht mehr so ausgeliefert, sondern mehr als Herr im eigenen Haus.

Für schwerer gestörte Patienten eignen sich spezifische supportive Interventionen aus der Ich- oder Selbstpsychologie (z. B. Blanck & Blanck, 1981; Kohut, 1969), auch aus der psychoanalytisch-interaktionellen Therapie (Heigl-Evers & Ott, 2003; Streeck, 2006; Streeck & Leichsenring, 2009). Eine supportive Intervention zur Förderung der Selbstwert-Regulierung wäre z. B.: „Es muss sehr schwer für Sie gewesen sein, die ständigen Demütigungen durch Ihren Vater zu ertragen“ (Kohut, 1969).

Zu den supportiven Interventionen gehört auch die Förderung der Ressourcen des Patienten. Anknüpfend an das obige Beispiel könnte der Therapeut etwa sagen: „Trotz der ständigen Demütigungen durch Ihren Vater ist es Ihnen ja manchmal gelungen, sich wieder aufzurichten. Lassen Sie uns herausfinden, wie Sie das geschafft haben. Daraus können wir lernen, wie Sie diese Fähigkeit weiter ausbauen können.“

Beziehungsgestaltung (nach Safran et al., 2011)

Etablierung einer sicheren, positiven therapeutischen Beziehung:
- Förderung durch aktive Haltung des Therapeuten
- Vermeidung großer Gesprächspausen durch offene Fragen: „Was beschäftigt Sie gerade?“, Hörersignale geben: „Hm“
- Aufforderung zur Selbstexploration: „Erzählen Sie mir mehr darüber.“
- Aktives Einbringen von Themen: Selbstexposition, Therapieende
- Cave: Pausen steigern Angst („Was erwartet er von mir? Jetzt denkt er, ich bin dumm, weil mir nichts einfällt.“)

Akzeptierende Haltung in einer verlässlichen Behandlungsbeziehung:
- korrigiert Erfahrung, in wichtigen Beziehungen beschämt worden zu sein
- bietet „sichere Basis“ (Bowlby), die Explorationsverhalten ermutigt > Selbstexposition
- Verbesserung von Selbstwertregulierung und Impulssteuerung durch Internalisierung eines haltgebenden und wertschätzenden Objekts

3.4.2 Expressive Interventionen

Expressive Interventionen

Expressive (interpretative) Interventionen verbessern das kognitive und emotionale Verständnis des Patienten in Bezug auf seine Symptome und auf das zugrunde liegende ZBKT (Luborsky, 1995). Die Aufgabe des Therapeuten ist es, das ZBKT in gegenwärtigen und vergangenen Beziehungen zu untersuchen, einschließlich der Hier-und-Jetzt-Beziehung mit dem Therapeuten. Wiederholtes Durcharbeiten des ZBKT in verschiedenen Beziehungen verbessert das Verständnis des Patienten und hilft ihm, adaptivere Verhaltensweisen zu entwickeln. Für eine expressive Intervention hat Luborsky (1995, S. 90–129) ebenfalls eine Reihe von Prinzipien formuliert, eines lautet z. B. (S. 110): „Die Intervention sollte klar auf eine oder mehrere Komponenten des zentralen Beziehungsproblems gerichtet sein und gelegentlich einen Bezug zur Symptomatik herstellen." Eine entsprechende Intervention wäre etwa:

> „Wir haben gesehen, dass Sie nicht nur Angst haben, sich zu zeigen (Symptom, RS), sondern auch, dass Sie sich wünschen, im Zentrum der Aufmerksamkeit zu sein (W). Aber Sie haben Angst, von anderen Leuten gedemütigt zu werden (RO)".

4 Behandlung

Die hier vorgestellte psychodynamische Kurzzeittherapie zur Behandlung der Sozialen Phobie basiert auf der SET nach Luborsky. In seinem ursprünglichen Manual hat Luborsky (1995) die Behandlungsprinzipien beschrieben, die kennzeichnend für die SET im Allgemeinen sind. Einige dieser Prinzipien sind oben bereits angeführt worden, für eine detailliertere Beschreibung sei auf Luborsky (1995) verwiesen. Für die Behandlung der Sozialen Phobie ist diese Form der Therapie spezifisch adaptiert worden, insbesondere durch die Integration von Behandlungselementen, die Hoffmann (1999, 2002, 2003) beschrieben hat. Eine Übersicht über den idealtypischen zeitlichen Ablauf der Behandlung gibt Tabelle 2. Unterschieden werden neben den probatorischen Sitzungen vier Phasen:

1. (bis zu fünf) probatorische Sitzungen (vgl. Kap. 4.2),
2. Anfangsphase (vgl. Kap. 4.3.1),
3. Mittlere Phase (vgl. Kap. 4.3.2),
4. Abschlussphase (vgl. Kap. 4.3.3),
5. Booster-Sessions (drei Sitzungen, vgl. Kap. 4.3.4).

In der Regel ist vorgesehen, eine Sitzung pro Woche durchzuführen, zur Unterstützung des Therapieprozesses sind in einigen Wochen 2 Stunden vorgesehen, die Booster-Sessions finden 14-tägig statt.

4.1 Indikation

Indikation

Das Manual ist speziell für die Behandlung von Patienten entwickelt worden, deren primäre Diagnose die einer Sozialen Phobie ist. Komorbide psychische Störungen können vorliegen, sollten aber nicht die primäre Diagnose bilden. Obwohl auch schwere psychische Störungen (z. B. Borderline-Persönlichkeitsstörung) mit SET behandelt werden können (Luborsky, 1995), ist die hier vorgestellte Behandlung als Kurzzeitbehandlung konzeptualisiert. Für die Behandlung von Patienten mit schweren komorbiden Persönlichkeitsstörungen sind Modifikationen erforderlich, die ein stärkeres Gewicht auf die supportiven Behandlungselemente der SET legen (Luborsky, 1995).

Tabelle 2: Prototypischer Zeitplan der psychodynamischen Kurzzeittherapie der Sozialen Phobie

Woche	Sitzung	Stundenaufteilung und Verteilung der Sitzungen	Inhalt	Verteilung der Sitzungen
			Probatorische Sitzungen	
1–4	P1–P5	3 Wochen à 50 Min. und 1 Woche mit 100 Min. (oder 2 × 50 Min.)	– Erstgespräch, biografische Anamnese und Psychodynamik (ZBKT) – Beziehungsepisoden-Interview – Das ZBKT wird schriftlich formuliert und dem Patienten ausgehändigt – Paktgespräch (Vorbereitungsinterview, Luborsky, 1995) gibt Informationen über: • Behandlung und Störung • Festlegung der Sitzungstermine • erste Zielvereinbarung • Vereinbarung, zur Halbzeit (Sitzung 13) Zwischenbilanz zu ziehen • Antragstellung • Aushändigen der speziellen Patienteninformation (s. Anhang auf S. 96)	1. Woche: Sitzung 1 + 2 2. Woche: Sitzung 3 3. Woche: Sitzung 4 4. Woche: Sitzung 5
			Phase 1: Anfangsphase	
5–20	1–8	6 Wochen à 1 × 50 Min. 1 Woche à 2 × 50 Min.	– Aushändigen von 25 Exemplaren des „Fragebogens für die Zeit zwischen den Sitzungen“ nach der ersten Therapiesitzung Therapeut etabliert eine gute therapeutische Allianz mithilfe supportiver Interventionen – Therapeut arbeitet an Identifizierung des ZBKT und bezieht Symptome der Sozialen Phobie auf das ZBKT	5. bis 10. Woche (je 1 Sitzung): Sitzung 1 bis Sitzung 6 11. Woche: Sitzung 7 + 8

Tabelle 2: Fortsetzung

Woche	Sitzung	Stundenaufteilung und Verteilung der Sitzungen	Inhalt	Verteilung der Sitzungen
			Phase 2: Mittlere Phase	
5–20	9 – 16	4 Wochen à 2×50 Min.	– Therapeut verfeinert das ZBKT und bezieht es auf verschiedene interpersonelle Beziehungen des Patienten („Durcharbeiten" des ZBKTs). Das schriftlich formulierte ZBKT wird dem Patienten erneut vorgelegt und zusammen mit ihm eventuell verfeinert (nicht neues ZBKT formulieren!). – Therapeut führt selbstgeleitete Symptomexposition ein – Therapeut und Patient ziehen zwischen Sitzung 13 und 15 Bilanz hinsichtlich der initial erarbeiteten Ziele – Therapeut bearbeitet eventuell eingebrachte Traumata in ihrem Einfluss auf das ZBKT	12. Woche: Sitzung 9 + 10 13. Woche: Sitzung 11 + 12 14. Woche: Sitzung 13 + 14 15. Woche: Sitzung 15 + 16
			Phase 3: Abschlussphase	
5–20	17 – 22	6 Wochen à 1×50 Min.	– Therapeut thematisiert das Therapieende. Therapeut diskutiert Aspekte, die mit dem Behandlungsende zu tun haben, nicht später als Sitzung 18. – Therapeut benennt Meilensteine (erreichte Ziele) – Therapeut bezieht eventuelle Rückkehr der Symptome auf das ZBKT – Therapeut fasst die Beziehung zwischen ZBKT und Sozialer Phobie zusammen	15. bis 20. Woche: (je 1 Sitzung): Sitzung 17 bis Sitzung 22
			Phase 4: Booster-Sessions	
21 – 26	23 – 25	3 Sitzungen à 50 Min. im Abstand von 2 Wochen	– Therapeut begleitet und verstärkt die Verbesserungen bezüglich der Sozialen Phobie – Therapeut ermutigt den Patienten zu eigenen Aktivitäten (z.B. Selbstexposition) – Therapeut bezieht Rückfälle auf Verlust des Therapeuten – Therapeut betont die Eigenarbeit und Eigenleistung des Patienten	22. Woche: Sitzung 23 24. Woche: Sitzung 24 26. Woche: Sitzung 25

4.2 Probatorische Sitzungen: Diagnostik, Patienteninformation und Behandlungsvereinbarungen

Vor Beginn der eigentlichen Behandlung führt der Therapeut bzw. die Therapeutin bis zu 5 probatorische Sitzungen durch. Diese umfassen das Erstgespräch, die biografische Anamnese, soweit sie für das Verständnis der Sozialen Phobie notwendig ist (keine unnötigen Daten!), das Beziehungsepisoden-Interview zur Erarbeitung des zentralen Beziehungskonflikts, der der Sozialen Phobie zugrunde liegt, und das Paktgespräch.

4.2.1 Anamnese und Erarbeitung des ZBKT

In den diagnostischen Sitzungen werden Erscheinungsbild und Psychodynamik der Sozialen Phobie erarbeitet. Dabei werden auch für die Entwicklung der Sozialen Phobie relevante biografische Daten erhoben (vgl. Tab. 2). Es hat es sich als sehr hilfreich erwiesen, das zentrale Beziehungskonflikt-Thema (ZBKT) mittels eines speziellen Interviews zu erheben, dem Beziehungsepisoden-Interview (BE-Interview). Das BE-Interview wurde von Luborsky und Mitarbeitern entwickelt (Luborsky, 1990c). Als ZBKT wird das Thema gewählt, das sich zentral durch die meisten Beziehungsepisoden zieht.

Beziehungsepisoden-Interview

Beziehungsepisoden-Interview

Der Therapeut gibt dem Patienten zu Beginn des Interviews folgende Instruktion:

„Es geht um Ihre Beziehungen zu anderen Menschen. Bitte erzählen Sie mir Begebenheiten aus Ihrem Leben, in welchen Sie mit einer anderen Person zu tun hatten. Jede Ihrer Erzählungen sollte einen speziellen Vorfall, eine konkrete Situation oder Szene behandeln, die auf irgendeine Art und Weise für Sie im Positiven, wie im Negativen von besonderer Bedeutung gewesen ist. Es sollten Ereignisse mit verschiedenen Personen sein, sowohl aus der Gegenwart als auch aus der Vergangenheit. Bei jeder Begebenheit sagen Sie mir bitte: (1) wann und (2) mit wem sie sich ereignete, (3) was Sie sich in der Situation gewünscht haben, (4) was die andere Person sagte oder tat, (5) was Sie selbst sagten oder taten und (6) wie die Geschichte schließlich ausging. Erzählen Sie mir bitte 10 (ggf. mehr) solcher Begebenheiten."

Zur Bestimmung des ZBKT hat sich folgendes Vorgehen als sehr hilfreich erwiesen:

- Es ist sinnvoll, das BE-Interview in der vorausgehenden Sitzung anzukündigen, etwa: „In der nächsten Sitzung werden wir zusammen ein Gespräch führen, in dem ich etwas über Ihre Erlebnisse in zwischenmenschlichen Beziehungen erfahren möchte. Für die Therapie hat sich das als sehr nützlich erwiesen."

- Auf der Basis des BE-Interviews erstellt der Therapeut das ZBKT zunächst in vorläufiger Form schriftlich (W: „Ich wünsche mir …", RO: „Die anderen …", RS: „Ich reagiere, indem ich …", siehe untenstehender Kasten und Vorlage im Anhang auf S. 93).
- Das vorliegende Manual der SET der Sozialen Phobie ist geeignet zum Selbststudium, jedoch hat es sich als sinnvoll erwiesen, sich zu Inter- oder Supervisionsgruppen mit einem erfahrenen Supervisor zusammenzuschließen. Hilfreich ist es, wenn das Interview in der Supervisionsgruppe besprochen wird. Dort fasst der Therapeut das BE-Interview zuerst mündlich zusammen und stellte seine Überlegungen zum ZBKT vor. Die Gruppe diskutiert dann das ZBKT („Fokalkonferenz") und erarbeitet eine abschließende Formulierung, die ebenfalls schriftlich festgehalten wird. Informationen zu potenziellen Supervisoren können bei den Verfassern dieses Bandes angefragt werden.
- Dieses schriftlich formulierte ZBKT bespricht der Therapeut in der nächsten Sitzung mit dem Patienten: „Aus den Episoden, die Sie mir geschildert haben, geht hervor, dass Sie sich wünschen …" (W-Komponente des ZBKT nennen). Zusammen mit dem Patienten formuliert der Therapeut den Wunsch so lange um, bis dieser das Gefühl hat, dass er für ihn passt. In gleicher Weise werden auch RO und RS formuliert und schriftlich festgehalten.

Erarbeitung der persönlichen „Angstformel"
(schriftliche Formulierung des ZBKT)

Einführung: „Wir (!) haben in unseren (!) bisherigen Gesprächen einiges über *Sie und Ihre Probleme* erfahren. Für unsere heutige Sitzung möchte ich Ihnen folgendes vorschlagen: Wir (!) versuchen gemeinsam (!), Ihre Hauptprobleme in *3 Sätzen* schriftlich zusammenzufassen (= Fokalisierung, Begrenzung, d. h. auch: Ihre Probleme sind nicht unendlich!). Das ergibt so etwas wie Ihre ganz persönliche *„Angstformel"*: die Formel, mit der Sie verstehen können, wie es zu Ihren Ängsten kommt. Das ist ein erster Versuch und muss noch nicht perfekt sein: Wenn wir im Laufe unserer Gespräche noch mehr über Sie und Ihre Probleme herausfinden, werden wir die 3 Sätze vermutlich noch etwas anders formulieren, sodass sie auf Sie noch besser passen. Sind Sie damit einverstanden?"

Wunsch: „Sie haben mir erzählt, dass Sie sich wünschen . . . .
(Episoden nennen).
Könnte man das so formulieren: Ich wünsche mir . . . .

Passt das auf Sie? Wenn nicht, versuchen Sie bitte, mit mir zusammen eine bessere Formulierung zu finden (weitermachen, bis es für den Patienten „passt").“

Reaktion anderer: „Sie haben mir erzählt, dass die anderen ....
(Episoden nennen).
Könnte man das so formulieren: Die anderen ....
Passt das auf Sie? (weitermachen, bis es für den Patienten „passt").“

Reaktion Selbst: „Sie haben mir erzählt, dass Sie selbst dann ....
(Episoden nennen.).
Könnte man das so formulieren: Ich ....
Passt das auf Sie? (weitermachen, bis es für den Patienten „passt").“

Abschluss: „Wir haben jetzt die drei Sätze gefunden, mit denen sich Ihre Probleme am besten beschreiben lassen. Das ist Ihre persönliche „Angstformel“. Sie kann für uns so etwas wie ein Wegweiser sein, an dem wir uns in unseren Gesprächen orientieren können.

Es ist wichtig, dass Sie sie Ihre Angstformel innerhalb und außerhalb unserer Sitzungen immer wieder überprüfen.

Zum Abschluss möchte ich Sie bitten, zusammen mit mir Ihre Angstformel aufzuschreiben. Eine Version behalten Sie, eine Kopie ist für mich (siehe auch die Vorlage im Anhang auf S. 93).

Der Patient muss der Formulierung gut zustimmen können. Es macht daher wenig Sinn, weitgehend unbewusste W-, RO- oder RS-Komponenten schriftlich zu formulieren. Die Formulierungen können und sollten aber so sein, dass sie eventuell darunter liegende unbewusste W-, RO- oder RS-Komponenten einschließen, die erst im Laufe der Therapie bewusster werden (s. Verfeinerung des ZBKT in der mittleren Phase der Therapie, Abschnitt 4.3.2).

„Persönliche Angstformel“

Das ZBKT stellt die „persönliche Angstformel“ des Patienten dar und sollte diesem gegenüber auch ausdrücklich so genannt werden. So erhält der Patient eine „griffige“ Formulierung. Der Therapeut gibt dem Patienten die handschriftliche Ausformulierung seiner persönlichen Angstformel und behält eine Kopie für sich (hierzu kann die Vorlage im Anhang auf S. 93 genutzt werden).

„Mit diesen drei Sätzen lässt sich Ihre Angst am besten verstehen. Sie sind Ihre persönliche ‚Angstformel‘. Die drei Sätze können für uns so etwas wie ein Wegweiser, ein ‚roter Faden‘ sein, an dem wir uns in unseren Gesprächen orientieren können. Es ist wichtig, dass Sie Ihre Angstformel innerhalb und außerhalb unserer Sitzungen immer wieder selbst überprüfen. Im Lauf der Therapie werden wir Ihre Angstformel noch verfeinern.“

Der Therapeut schlägt dem Patienten vor, in der Therapie immer wieder zu untersuchen, wie seine Ängste mit dem ZBKT zusammenhängen: „Das ist unser roter Faden durch die Therapie“.

4.2.2 Paktgespräch

Paktgespräch zur Vorbereitung und Planung

Das Paktgespräch (Vorbereitungsinterview nach Orne & Wender, 1968; Luborsky, 1995) ist etwa der Inhalt der 5. probatorischen Sitzung. Im Paktgespräch, das unmittelbar vor Behandlungsbeginn durchgeführt wird, informiert der Therapeut den Patienten über die Behandlung und die Störung (vgl. Prinzip 1, Abschnitt 4.4.1). Das Paktgespräch umfasst zum einen eine allgemeine Vorbereitung auf die Therapie, wie sie von Luborsky (1995) für die supportiv-expressive Therapie beschrieben worden ist (siehe unten). Darüber hinaus erfolgt eine Vorbereitung, die spezifisch auf Patienten mit Sozialer Phobie abgestimmt ist. Die allgemeine und die spezifische Vorbereitung sollten die im Folgenden dargestellten Aspekte umfassen.

Allgemeine Vorbereitung auf die Therapie

Der allgemeine Teil umfasst folgende Punkte: Der Therapeut oder die Therapeutin erklärt, was er oder sie tun wird (z. B. „Ich werde Ihnen zuhören und Ihnen bei Ihren sozialen Ängsten helfen“) und was die Aufgabe des Patienten ist. Die psychoanalytische Grundregel („Bitte versuchen Sie alles zu sagen, was in Ihnen vorgeht ...“) wird in der SET modifiziert: „Sie können über alles sprechen, was Ihnen durch den Kopf geht, z. B. über Ihre Gefühle und körperlichen Empfindungen.“ Weiterhin werden Vereinbarungen bezüglich der Behandlung gemacht, einschließlich der Dauer der Behandlung und der Frequenz der Sitzungen (hier: nach 5 probatorischen Sitzungen erfolgen 25 Therapiesitzungen mit je 1 wöchentlichen Sitzung in der Anfangs- und Endphase und 2 wöchentlichen Sitzungen in der mittleren Phase der Behandlung), Sitzungstermine werden festgelegt und Vereinbarungen bezüglich der Bezahlung, der Behandlung von ausgefallenen Stunden und einer möglichen „vorzeitigen“ Beendigung der Behandlung getroffen. Erste erreichbare Ziele werden gesetzt und der Therapeut vermittelt realistische Hoffnungen, dass die Ziele erreicht werden können. Weiterhin wird vereinbart, zur Halbzeit der Behandlung (hier: Therapiesitzung 13) eine Zwischenbilanz im Hinblick auf die anfänglich festgelegten Ziele zu ziehen. Die Therapie wird nur solange fortgesetzt, bis die vorher definierten Ziele erreicht sind. Dies kann in weniger als 25 (+5) Sitzungen der Fall sein. Die Vereinbarungen sollen helfen, eine gute Arbeitsbeziehung zu etablieren. Eine gute Arbeitsbeziehung wird darüber hinaus auch noch dadurch gefördert, dass der Therapeut Interesse am Patienten und empathisches Verständnis zeigt (Luborsky, 1995).

Spezifische Vorbereitung auf die Therapie

Der Patient wird im Paktgespräch kognitiv vorbereitet, indem er oder sie über die pathologische Natur der Symptome, über die Notwendigkeit der Behandlung, über das Vorgehen, mögliche Probleme und Ergebnisse der Therapie informiert wird. Hier wird auch betont, dass die aktive Mitarbeit des Patienten erforderlich ist, wenn die Therapie erfolgreich sein soll. Der Therapeut erklärt dem Patienten, dass es für das Gelingen der Therapie wichtig ist, dass er/sie das, was er in der Therapie erfahren hat, anwendet. Dies kann u. a. dadurch gefördert werden, dass der Patient zwischen den Sitzungen einen kurzen Fragebogen ausfüllt, in dem er angibt, ob und wie häufig er die für die Therapie zentralen Therapiekomponenten bedacht oder angewendet hat (siehe Anhang auf S. 98). Bei Patienten mit Sozialer Phobie ist das besonders wichtig, da sie zur Vermeidung neigen. Der Fragebogen ist als Unterstützung für die Patienten gedacht, er verbleibt bei ihnen. Natürlich können die Patienten darüber in der Therapie sprechen, wenn sie in Zusammenhang mit diesem Fragebogen etwas beschäftigt. Der Fragebogen kann folgendermaßen eingeführt werden:

„Damit Ihre Therapie gelingt, ist es wichtig, dass Sie aktiv mitarbeiten. Auch zwischen unseren Therapiesitzungen können Sie selbst aktiv weiterarbeiten, indem Sie das anwenden, was Sie hier in der Therapie erfahren haben. Um Sie dabei zu unterstützen, bekommen Sie einen kurzen Fragebogen, den Sie bitte immer bis zur nächsten Sitzung ausfüllen. Er ist nur für Sie gedacht und verbleibt bei Ihnen. Natürlich können Sie mit mir darüber sprechen, wenn sie in Zusammenhang mit diesem Fragebogen etwas beschäftigt.“

Vorbereitung der Selbstexposition

Der Patient wird auch auf die Notwendigkeit hingewiesen, dass es für den Erfolg der Therapie notwendig ist, sich den Angst auslösenden Situationen gestuft auszusetzen (Selbstexposition, vgl. Abschnitt 4.4.5). Durch diese Informationen wird dem Patienten ein Rationale gegeben, das eine erste Orientierung gestattet. Wesentlich ist, die Bedeutung gestufter Exposition zu erläutern und zu begründen, z. B. „Wir beginnen mit einer leichteren Situationen. Wenn Sie diese Situation bewältigt haben, gehen wir zu einer etwas schwierigeren Situation über. Auf diese Weise können Sie schrittweise positive Erfahrungen machen und auf diesen aufbauen.“

Im Hinblick auf die supportiv-expressive Dimension hat die kognitive Vorbereitung einen supportiven Effekt, insofern als der Patient als erwachsenes Gegenüber angesprochen wird (Hoffmann, 2002, 2003). Dieses Prinzip ist implizit in Luborskys Konzeption der SET enthalten. Die vom Therapeuten mündlich gegebene spezielle Patienteninformation sollte die auf S. 96 angeführten Punkte enthalten. Die Formulierungen dienen als Orientierung für den Therapeuten. Sie sollten nicht auswendig gelernt oder wörtlich wiedergegeben, sondern in eine Gesprächssituation eingebaut werden, die auf den einzelnen Patienten abgestimmt ist.

Nachdem der Therapeut die spezielle Patienteninformation im Paktgespräch erläutert hat, händigt er sie dem Patienten am Ende dieses Gesprächs in Form einer Kopie aus. Der Patient hat so die Möglichkeit, die Information in aller Ruhe noch einmal nachzulesen. Das fördert das Verständnis des Therapieablaufs und das Arbeitsbündnis. Es gibt auch Vertrauen und Sicherheit und erleichtert den Transfer.

4.3 Behandlungsphasen

Analog zur Beschreibung der SET zur Behandlung der Generalisierten Angststörung durch Crits-Christoph et al. (1995) kann die Behandlung der Sozialen Phobie in vier Phasen beschrieben werden: Anfangsphase, mittlere Phase, Abschlussphase und Booster-Sessions.

4.3.1 Anfangsphase (Sitzungen 1 bis 8)

In der Anfangsphase der Behandlung ist es die primäre Aufgabe des Therapeuten oder der Therapeutin, eine gute therapeutische Allianz zu etablieren (Crits-Christoph et al., 1995; Hoffmann, 2002, 2003). Zu diesem Zweck verwendet er oder sie die oben beschriebenen supportiven Interventionen (Luborsky, 1995). Grundsätzlich wählt der Patient das Thema der Stunde aus und kann sich hierbei auf die Symptome der Sozialen Phobie oder auf ein anderes Problem beziehen. Der Therapeut ermutigt den Patienten, über seine Beziehungen mit anderen Menschen zu sprechen. Er oder sie arbeitet daran, das ZBKT zu identifizieren und versucht, die Symptome der Sozialen Phobie mit dem zugrunde liegenden ZBKT in Verbindung zu setzen. Wie oben bereits erwähnt, stellt das ZBKT die „persönliche Angstformel" des Patienten dar und sollte diesem gegenüber auch ausdrücklich so genannt werden. Das schriftlich formulierte ZBKT dient für beide als „roter Faden" durch die Therapie. *Für den Therapeuten bedeutet dies, dass er aus dem vom Patienten eingebrachten Material diejenigen Aspekte aufgreift, die mit dem ZBKT zu tun haben.*

Fokussieren:

Der Therapeut greift aus dem vom Patienten eingebrachten Material diejenigen Aspekte auf, die mit dem ZBKT zu tun haben. Einfälle außerhalb des ZBKT spricht er selektiv nicht an (Balint et al., 1973, z. B. S. 56, 64): „Sonst wird aus der Kurzzeittherapie eine vorzeitig abgebrochene Langzeittherapie"

(König, 2005, S. 97) Diese Konzentrierung auf das ZBKT unter Nichtbeachtung anderer Konflikte macht die Fokaltherapie und ihre Wirksamkeit als Kurzzeittherapie aus. Dabei wird davon ausgegangen, dass sich durch die Bearbeitung des Fokus auch andere nicht direkt angesprochene Konflikte und Probleme verändern (z. B. König, 2007).

Fokussieren der Therapie

Bringt der Patient ein neues Problem ein, das zumindest auf den ersten Blick nichts mit dem anfangs formulierten ZBKT zu tun hat, könnte der Therapeut z. B. sagen: „Es ist durchaus möglich, dass Sie noch andere Probleme haben als die, die wir anfangs für unsere gemeinsame Arbeit festgelegt haben. Wir haben vereinbart, dass wir uns auf Ihre sozialen Ängste konzentrieren und untersuchen, was diese mit Ihren Wünschen und Erwartungen an andere zu tun haben. Es hat sich als wirkungsvoll erwiesen, bei den anfangs formulierten Problemen zu bleiben. Oft ist es aber so, dass sich dadurch auch andere Probleme mit verändern."

Schweift der Patient trotzdem immer wieder auf andere Probleme ab, handelt es sich um einen Widerstand – was als Widerstand angesehen wird, hängt vom jeweiligen Therapiekonzept ab. Bei einer Fokaltherapie ist es ein Widerstand, wenn der Patient nicht beim Fokus bleibt.

Luborsky (1995) spricht sich für wiederholtes Durcharbeiten des ZBKT in verschiedenen Beziehungen aus, da dies das Verständnis des Patienten verbessert und ihm hilft, adaptivere Verhaltensweisen zu entwickeln. Das heißt auch, dass die SET kein besonderes Gewicht auf Übertragungsdeutungen legt (Connolly et al., 1999). Das Hauptgewicht der therapeutischen Arbeit am ZBKT liegt bei der SET auf Beziehungen außerhalb der therapeutischen Situation (Connolly et al., 1999). Das bedeutet aber nicht, dass Übertragungsdeutungen in der SET oder nach dem vorliegenden Manual nicht erlaubt sind.

Für manche Patienten kann die Arbeit in und an der Übertragung sehr hilfreich sein. Das ist dann der Fall, wenn die Patienten Aspekte, die mit der Beziehung zum Therapeuten zu tun haben, von sich aus einbringen. In einer analytischen Langzeittherapie würde der Therapeut diese Nebenlinien dagegen aufgreifen. Thomä und Kächele (1996) sehen eine analytische Langzeittherapie als Fokaltherapie mit wechselndem Fokus.

Das vorliegende Manual setzt die Aufforderung Luborskys zum wiederholten Durcharbeiten des ZBKT in verschiedenen Beziehungen konsequent fort: Der Therapeut fordert die Patienten auf, das ZBKT selbst immer wieder zu prüfen, sowohl in der Beziehung zum Therapeuten als auch in sozialen Situationen außerhalb der Therapie: Was erwarte ich? Was wünsche ich mir? Was passiert wirklich? Stimmt das, was ich tatsächlich erlebe, mit meiner Angstformel überein? Der Patient sollte sich dies in der therapeutischen Situation und in der gemeinsam geplanten Selbstexposition fragen, aber auch in kleinen alltäglichen sozialen Situationen. Das selbstständige Durcharbeiten der Angstformel auch außerhalb der Therapie ist eine konsequente Weiterentwicklung der von König (2007) beschriebenen Selbstanalyse.

Eigenverantwortlichkeit und Eigenarbeit des Patienten

Die Aufforderung zur Überprüfung der Angstformel betont die Eigenverantwortlichkeit und Eigenarbeit des Patienten (Stricker, 2006) und fördert das Arbeitsbündnis (supportive Komponente).

Wie noch später im Manual ausgeführt werden wird, betont der Therapeut auch bei weiteren Interventionen die Eigenarbeit des Patienten. Diese umfassen das Durcharbeiten der Erfahrungen, die der Patient in der Beziehung zum Therapeuten in und zwischen den Sitzungen macht, ebenso wie die Durchführung der Selbstexposition oder die Anwendung des ermutigenden inneren Dialogs (vgl. Prinzip 8, Abschnitt 4.4.8). Ohne ein nachträgliches Besprechen ist vor allem die Eigenarbeit des Patienten außerhalb der Sitzungen wenig nützlich, da in der Nachbesprechung klar wird, welche Erfahrungen der Patient gemacht hat (Stricker, 2006).

In psychoanalytischen Therapien ist eine Förderung des Transfers nicht systematisch integriert (König, 2007). Der Transfer lässt sich im Rahmen psychodynamischer Therapie als eine Form des Durcharbeitens konzeptualisieren. In dem vorliegenden Manual zur Behandlung der Sozialen Phobie ist die Aufforderung zur Eigenarbeit außerhalb der Sitzungen und das nachträgliche Besprechen ausdrücklich vorgesehen und Bestandteil der Behandlung.

Durcharbeiten

Exkurs: Durcharbeiten

Durcharbeiten wurde von Freud (1914) erstmals erwähnt in seiner Arbeit „Erinnern, Wiederholen, Durcharbeiten“. Er bezog das Durcharbeiten zunächst auf das Durcharbeiten von Widerständen. Später wurde der Begriff des Durcharbeitens erweitert und darauf bezogen, dass Themen in verschiedenen Lebensbereichen (immer wieder) bearbeitet werden (Fenichel, 1941)[2]. Eine andere Sicht betont, dass Durcharbeiten auch zwischen den Stunden (!) stattfindet (Novey, 1962). Nach Beendigung der Therapie setzt sich das Durcharbeiten fort (Novey, 1962). Durcharbeiten findet sowohl auf der Seite des Patienten statt als auch als Aktivität des Therapeuten (Freud, 1914). Im Sinne Luborskys kann es als eine gemeinsame Arbeit von Patient und Therapeut gesehen werden. Durcharbeiten wird als die Aktivität gesehen, die zu dauerhaften Veränderungen führt (Freud, 1914; Greenson, 1965). Freud (1914) unterschied beim Durcharbeiten sorgfältig zwischen Aktivitäten von Patient und Analytiker, dem Gegenstand des Durcharbeitens (z. B. Widerstände) und dessen Ergebnis (dauerhaften Veränderungen).

2 Fenichel (1941) verglich das Durcharbeiten interessanterweise mit der Trauerarbeit: Auch diese geht in kleinen Schritten voran und erfordert Zeit.

Durcharbeiten hat demnach folgende Elemente:
1. das wiederholte Bearbeiten eines Themas (inklusive der Widerstände),
2. die Erweiterung auf verschiedene Lebensbereiche und Beziehungen,
3. die Weiterarbeit außerhalb der Stunden und nach Ende der Therapie,
4. der Transfer aus der Therapie in den Alltag.

Diese Elemente stellen jeweils Aktivitäten von Patient und Therapeut dar. Dies gilt auch für den dritten und vierten Punkt, insofern als der Therapeut diese Prozesse des Patienten fördert. Durcharbeiten findet auch in anderen Therapieformen statt, in der Verhaltenstherapie z. B. in der Form von Hausaufgaben und Übungen.

4.3.2 Mittlere Phase (Sitzungen 9 bis 16)

In der mittleren Phase der Therapie wird die Frequenz auf 2 Sitzungen pro Woche erhöht, um die Behandlungsprozesse zu intensivieren (12. bis 15. Woche, vgl. Tab. 2 auf S. 29). In der mittleren Phase wird das ZBKT verfeinert. Das schriftlich formulierte ZBKT wird dem Patienten erneut vorgelegt und zusammen mit ihm eventuell umformuliert. Damit ist nicht gemeint, dass ein völlig anderes ZBKT formuliert wird, sondern dass die inzwischen gewonnenen Erkenntnisse genutzt werden, um das ZBKT zu präzisieren. Balint (1973, S. 48) warnt davor, einen Fokus aufzugeben, weil einem eine attraktive Idee kommt, es sei denn, es liegen positive Belege dafür vor, dass der ursprünglichen Fokus schlecht gewählt war und nichts hergibt. Patient und Therapeut orientieren sich von nun an dem (eventuell) verfeinerten ZBKT. Für den Patienten betrifft dies auch das Überprüfen des verfeinerten ZBKT im Alltag. Im weiteren Verlauf bezieht der Therapeut das ZBKT auf verschiedene interpersonelle Beziehungen des Patienten. Er oder sie zeigt, wie das ZBKT immer wieder im Leben des Patienten aufgetreten ist, auch in der Beziehung zum Therapeuten („Durcharbeiten"). In der mittleren Phase der Therapie bringen Angstpatienten öfter traumatische Erfahrungen ein (Crits-Christoph et al., 1995). Allerdings sind traumatische Erfahrungen nicht der spezifische Fokus der SET. Der Therapeut und der Patient untersuchen in einem solchen Fall, wie traumatische Erfahrungen das ZBKT beeinflusst haben. So kann z. B. der Wunsch (W) nach Schutz dadurch enttäuscht worden sein, dass die Eltern der Patientin nicht gegen den Missbrauch durch den Onkel geholfen haben. Was wäre der Wunsch der Patientin gewesen im Hinblick auf die traumatische Erfahrung (z. B. ihre Angst auszudrücken, ihre Wut zu artikulieren oder ernst genommen zu werden)? Wie Crits-Christoph et al. (1995) beschrieben haben, untersucht die SET sowohl die ZBKT-Muster nach Luborsky (1995) als auch posttraumatische Reaktionen und maladaptive Bewältigungs- und Abwehrstile im Sinne von Horowitz (1976). Für die Generalisierte Angststörung nimmt

Umgang mit traumatischen Erfahrungen

Borkovec (1994) an, dass das ständige Sich-Sorgen der Patienten eine Abwehrfunktion hat, die darin besteht, noch belastendere (z. B. traumatische) Erlebnisse zu vermeiden. In ähnlicher Weise können die ständigen antizipierenden Befürchtungen der Patienten mit Sozialer Phobie eine defensive Funktion haben (Hoffmann 2002, 2003). Sie dienen häufig als Abwehr sowohl gegen sexuelle Wünsche als auch gegen reale Beziehungen („Niemand will eine Frau wie mich …"; „Die Männer wollen doch alle nur das eine"). Hier hat die phobische Vermeidung eine Abwehrfunktion, die zumindest zum Teil ihre Dauerhaftigkeit erklären kann. Diese Hypothese sollte in der Therapie ernsthaft erwogen werden, insbesondere dann, wenn sich die phobische Vermeidung auf den Kontakt mit dem anderen Geschlecht bezieht.[3] Angst auslösende und abgewehrte Aspekte sind weiterhin wirksam, sowohl bewusst als auch unbewusst und manifestieren sich in repetitiven maladaptiven Beziehungsmustern.

Diese Beziehungsmuster verlaufen zyklisch, sie wirken als selbsterfüllende Prophezeiungen („Jemand der so ungeschickt ist in sozialen Kontakten mit anderen Leuten, hat keine Chancen in einer Gesellschaft wie dieser, wo man dauernd ‚hip' sein muss"). Die selbstgeleitete Symptomexposition (siehe oben) wird in dieser Phase der Behandlung eingeführt und weiterhin kontinuierlich genutzt.

In Sitzung 13 (auf jeden Fall zwischen Sitzung 13 und 15) ziehen Therapeut und Patient explizit Bilanz im Hinblick auf die vor der Therapie formulierten Ziele. Wenn diese erreicht worden sind, kann die Behandlung auch in weniger als 25 (+5) Sitzungen beendet werden.

4.3.3 Abschlussphase (Sitzung 17 bis 22)

In der SET wird die Beendigung der Behandlung als besonders wichtig angesehen (Luborsky, 1995). Es wird empfohlen, dass der Therapeut z. B. den Patienten daran erinnert, wann das Therapieende sein wird oder auch Behandlungsphasen markiert (Erreichen eines Ziels), sodass sie als Meilensteine fungieren können. Während der Abschlussphase kehren die Symptome oft zurück, da das ZBKT aktiviert wird, sowohl durch den antizipierten Verlust des Therapeuten und durch die Antizipation, dass die Wünsche, die im ZBKT enthalten sind, nicht erfüllt werden (z. B. Wunsch nach Sicherheit, Führung, Nähe, Versorgung, Akzeptanz, Wertschätzung). Der Therapeut deutet das Wiederauftreten der phobischen Symptome und bezieht sie auf das ZBKT. In seinem Manual hat Luborsky verschiedene Prinzipien im Hinblick auf die Behandlung formuliert (für Details siehe Luborsky, 1995).

3 Ängste gegenüber dem anderen Geschlecht hängen aber bei Patienten mit Sozialer Phobie auch oft mit ihrem negativen Selbstbild zusammen („Keine will einen so unattraktiven Mann wie mich …", siehe oben).

Äußert der Patient den Wunsch nach weiterem Kontakt zum Therapeuten, so ist es günstig, wenn dieser Interesse daran signalisiert, wie es weiter gegangen ist, was zu weiterem Fortschritt ermuntert.

Wir empfehlen, Aspekte, die mit der Beendigung der Behandlung zu tun haben, nicht später als in der 18. Sitzung zu diskutieren. Da ein Verständnis des ZBKT ein zentrales Ziel der Behandlung ist, folgen wir hier Crits-Christoph et al. (1995), die empfehlen, dass der Therapeut oder die Therapeutin während der Beendigungsphase zusammenfasst, was über das ZBKT und seine Beziehung zur Sozialen Phobie in Erfahrung gebracht worden ist.

4.3.4 Booster-Sessions (Sitzungen 23 bis 25)

Die Sitzungen 23 bis 25 werden als Booster(Verstärker)-Sessions in 14-tägigem Abstand durchgeführt. Wir haben bereits Booster-Sessions in unserer Studie zur generalisierten Angststörung (Leichsenring et al., 2009c) verwendet. Unsere Erfahrungen stimmen mit denen von Crits-Christoph et al. (1995) überein: Die positiven Effekte der Booster-Sessions überwiegen mögliche Störungen beim Durcharbeiten der Therapiebeendigung. Aus diesem Grund empfehlen wir auch die Verwendung von Booster-Sessions in der Behandlung der Sozialen Phobie.

Internalisierung des Therapeuten

Der Therapeut verwendet die Booster-Sessions, um die Veränderungen im Hinblick auf die soziale Angst zu begleiten und zu unterstützen. Außerdem ist es die Aufgabe des Therapeuten, den Patienten bei seinen eigenen Aktivitäten, beim Bearbeiten seiner Probleme, einschließlich der Selbstexposition zu ermutigen und zu unterstützen (Internalisierung des Therapeuten). Der Therapeut betont auch, wie wichtig es ist, dass der Patient auch nach Beendigung der Therapie selbst weiter arbeitet und übt (Novey, 1962). Der Therapeut bezieht Rückfälle auf das ZBKT und auf den Verlust des Therapeuten.

4.4 Spezifische Elemente für die Behandlung der Sozialen Phobie auf der Basis der SET: Behandlungsprinzipien

Im Folgenden werden spezifische Elemente einer psychodynamischen Kurzzeittherapie beschrieben, die sich klinisch als besonders hilfreich bei der Behandlung der Sozialen Phobie erwiesen haben. Hier beziehen wir uns insbesondere auf Prinzipien, die Hoffmann (1999, 2002, 2003) aus gegenwärtig existierenden psychoanalytischen Konzepten der Sozialen Phobie abgeleitet hat. Wir benutzen diese Prinzipien, um die Behandlung spezifisch auf die Soziale Phobie zuzuschneiden. Um dies vorwegzunehmen: Grundsätzlich ist es wichtig, dass der Therapeut oder die Therapeutin eine aktivere Haltung einnimmt als bei der klassischen psychoanalytischen Therapie, was den Aufbau einer sicheren therapeutischen Beziehung betrifft, die Formulierung von Behandlungsfokus (ZBKT) und -zielen, den Umgang mit der Behandlungsdauer und mit sozialphobischen Mechanismen (z. B. ständige Selbstabwertung, Vermeidung) in der Übertragung und in der sozialen Realität des Patienten. In unserem Manual zur Behandlung der Sozialen Phobie werden die Patienten auch gezielt angeregt, das in der Therapie Erfahrene außerhalb der Therapie anzuwenden (Durcharbeiten, Transfer). Die Eigenarbeit des Patienten zwischen den Sitzungen wird betont.

4.4.1 Information über die Erkrankung

Prinzip 1:

Informieren Sie den Patienten ausführlich vor Beginn der Behandlung über seine Erkrankung, einschließlich seiner primären Symptome.

Patienten informieren

Dieses Prinzip ist bereits in Abschnitt 4.2.2 bei der Patientenaufklärung im Rahmen des Paktgesprächs erläutert worden.

4.4.2 Therapeutische Beziehung

Prinzip 2:

Etablieren Sie eine sichere positive therapeutische Beziehung.

Sichere Beziehung etablieren

Eine unsichere Bindung scheint eine wichtige Rolle bei vielen Patienten mit Sozialer Phobie zu spielen (Hoffmann, 2002, 2003; Vertue 2003; Eng et al. 2001). Aus diesem Grund hat die Entwicklung einer sicheren therapeutischen Allianz für Patienten mit einer Sozialen Phobie eine spezifische Bedeutung, die über die allgemeine Bedeutung einer guten therapeutischen Beziehung hinausgeht. Sie hat dies aus mehreren Gründen: Eine gute therapeutische Beziehung stellt eine alternative („korrigierende") emotionale Erfahrung zur Verfügung, die es den Patienten erlaubt, eine sichere Bindung zu erleben. Weiterhin ermöglicht eine „sichere Basis" (Bowlby, 1988) dem Patienten oder der Patientin, sich mit seinen Ängsten zu konfrontieren, sowohl im Erleben als auch im Verhalten. Das Gefühl der Sicherheit erlaubt Patienten, neue Verhaltensweisen auszuprobieren, z. B. herauszufinden, was passiert, wenn sie die gefürchtete soziale Situation nicht vermeiden. Sichere Bindung und Mentalisierung fungieren als ein Puffer gegen Zusammenbrüche bei der Affektregulation unter Stress (Fonagy & Target 2005, S. 339). Eine sichere Bindung dürfte auch die Affektregulierung von Patienten mit Sozialer Phobie verbessern. Eine weitere Verbindung besteht zu Kohuts (1969) Konzept der Spiegelung und umwandelnden Verinnerlichung und zu Königs (1981, 1997) Konzept eines verinnerlichten steuernden Objekts. Es ist anzunehmen, dass die Internalisierung eines Sicherheit gebenden und wertschätzenden Objekts die Selbstwertregulierung und Impulssteuerung verbessert. Die Etablierung einer sicheren positiven therapeutischen Beziehung hat daher verschiedene wichtige Implikationen für Patienten mit einer Sozialen Phobie.

4.4.3 Fokus auf das ZBKT bzw. den Schamaffekt

> **Prinzip 3:**
>
> Fokussieren Sie auf das ZBKT und hier vor allem auf den Affekt der Scham (als Teil des ZBKT) und arbeiten Sie seine zentrale Rolle für die Soziale Phobie früh in der Behandlung heraus.

Diese „affektive Vorbereitung" zielt darauf, die zentrale Rolle der Scham für die Aufrechterhaltung der Symptome der Sozialen Phobie dauerhaft bewusst zu machen. Hoffmann (2002, 2003) unterscheidet zwei Typen von Scham:

ZBKT und Scham fokussieren

- *Bewusste (offene) Scham.* Diese überwiegt bei der generalisierten Form der Sozialen Phobie. Ihre Verbalisierung durch den Therapeuten führt zu einer Erleichterung des Patienten. Beispiel: „Wenn ich Ihnen zuhöre, bekomme ich den Eindruck, dass Sie sich schrecklich für Ihr vermeintliches Versagen schämen, ja sogar für sich selbst ganz allgemein. Das ist sicherlich sehr schmerzhaft."
- *Unbewusste (verdeckte) Scham.* Diese überwiegt bei der spezifischen Form der Sozialen Phobie.

Für den therapeutischen Prozess ist es wichtig, Manifestationen des Schamaffektes zu erkennen. Allgemein ist Schamangst durch die Reaktion gekennzeichnet, verschwinden und sich verbergen zu wollen (Wurmser, 1997; Seidler, 1995; Hilgers, 1997). Als direkte Schammanifestationen lassen sich beobachten: Erröten, Blickvermeidung, unruhige Augenbewegungen als Folge der Ambitendenz von Ansehen und Blickvermeidung, Selbstberührung, Kopfsenken, Davonlaufen(-wollen) sowie schließlich das „frozen face" als Versuch jedweden Ausdruck von Gefühlen zu verbergen (Seidler, 1995). Scham ist weiterhin gekennzeichnet durch physiologische Angstreaktionen wie Herzrasen, Zittern, Schwitzen usw. Auch Depersonalisation und Derealisation werden als typische Reaktionen auf überwältigende Scham angesehen (Wurmser, 1997; Linehan, 1996; Michal et al., 2006).

Dementsprechend zeigen Symptome der Depersonalisation und Derealisation klinisch eine enge Assoziation mit sozialen Angststörungen (Michal et al., 2005, 2006; Schilder, 1938). Wie andere Schammanifestationen kann auch die Bewertung von Depersonalisations-Derealisationszuständen einen Teufelskreis der Scham unterhalten – die Patienten entfremden sich aus Scham und schämen sich wiederum wegen ihrer Leblosigkeit, Erstarrung und Fremdheit (Wurmser, 1997).

Nicht selten findet man auch ein Nebeneinander von offener und verdeckter Scham. Ein kontraphobischer Umgang mit Scham bzw. Reaktionsbildungen gegen Scham können beispielsweise hinter exhibitionistischem, schamlosem, arrogantem und großspurigem Verhalten verborgen sein (Wurmser, 1997; Hilgers, 1997).

Bezogen auf das ZBKT-Muster macht die antizipierte Demütigung durch andere die RO-Komponente aus. Die RS-Komponente besteht aus der Scham, der Angst, gedemütigt oder beschämt zu werden, bzw. der Vermeidung. Bei der Behandlung der Sozialen Phobie fokussiert der Therapeut auf die verschiedenen Aspekte der Angst vor Demütigung oder Beschämung und stellt Zusammenhänge zu den Komponenten des zugrunde liegenden ZBKT her. Da die Scham ein eminent sozialer Effekt ist, kann erwartet werden, dass sich die Angst vor Demütigung (Gedo, 1991) in der therapeutischen Übertragungs-/Gegenübertragungskonstellation wiederholt.

Durch das Fokussieren auf diese Aspekte von Übertragung und Gegenübertragung können die aufrechterhaltenden Bedingungen der Sozialen Phobie in der therapeutischen Beziehung direkt durchgearbeitet werden. Die Übertragung des Patienten erlaubt eine In-vivo-Wiederholung der Entwicklungsbedingungen, die einst zur Sozialen Phobie und Hemmung des sozialen Verhaltens geführt haben (Gabbard, 1992). Insofern findet eine Exposition gegenüber der gefürchteten Situation, wie sie in der Behandlungsvereinbarung besprochen wurde, auch in der therapeutischen Beziehung statt. In der Regel werden auch gegenüber dem Therapeuten sehr rasch sozialphobische Ängste in vielfältiger Weise geweckt: Der Patient sehnt sich auch in der therapeutischen Beziehung nach Anerkennung und fürchtet, vom Therapeuten gedemütigt zu werden. Achtet der Therapeut auf Manifestationen dieses Erwartungs- und Verhaltensmuster im „Hier und Jetzt“ der therapeutischen Beziehung, so werden wichtige Komponenten des ZBKT in der Übertragung bearbeitbar. Der Patient erfährt durch das Ansprechen der Übertragung, dass seine Wünsche, Erwartungen und damit verknüpften Gefühle gemeinsam ausgehalten und besprochen werden können. Die Deutung der Scham ist der erste Schritt zur Exploration der spezifischen Wünsche und Befürchtungen, denen die Scham gilt. Zum Beispiel erweist sich die Vorstellung „sich die Hose nass zu machen“ bei eingehender Exploration als „Abkömmling“ sexueller Erregung in einer Dreier-Situation (vgl. folgendes Fallbeispiel).

Exposition und Bewältigung von Scham und Angst finden in der therapeutischen Beziehung statt, wenn diese Gefühle gemeinsam ausgehalten und besprochen werden, statt sie zu vermeiden. Das Fokussieren auf die Scham und auf die assoziierten Komponenten des ZBKT hat einen expressiven (einsichtsfördernden) Effekt. Mit der Bearbeitung der Selbstexposition, die in der therapeutischen Beziehung stattfindet, umfasst die psychodynamische Psychotherapie einen Aspekt der Exposition, der in dieser Form in der kognitiven Verhaltenstherapie nicht enthalten ist.

Fallbeispiel „Scham"

Frau Z., eine 27-jährige Patientin litt unter anderem unter der sie sehr peinlich berührenden Vorstellung, dass sie beim Aufstehen von einem Stuhl eine „dreckige Hose" haben könne. Als die Therapeutin nachfragte, was genau sie mit „dreckig" meine, lachte Frau Z. verlegen und beschrieb genauer ihre Sorge: „Es könnte so aussehen, als hätte ich in die Hose gemacht." Zunächst hatte sie keine Idee, woher diese Befürchtung kommen könne. Als dann jedoch gemeinsam überlegt wurde, wann genau die Furcht erstmals aufgetreten sei, fiel der Patientin plötzlich ein: „Es war nach dem Abitur. Eine Freundin von mir, deren Partner und ich machten einen längere Radtour. Abends stellten wir fest, dass wir die Schlafsäcke vergessen hatten und so mussten wir nachts im Zelt zu dritt unter einer Decke schlafen. Und damals hatte ich dann auf einmal die Panik, dass ich in die Hose mache und die anderen beiden es mitbekommen." Im weiteren Verlauf der Behandlung gelang es, die o. g. sexuelle Erregung in der Situation herauszuarbeiten.

Fallbeispiel „Scham in der therapeutischen Beziehung"

Frau R., eine knapp 50-jährige Patientin, die in einem Orchester Saxophon spielte, litt unter dem sie quälenden Gedanken, versehentlich beim Aufstehen ihren Notenständer umzuwerfen, sodass alle Blätter sich im Konzertsaal verteilen und sämtliche Zuschauer und Orchestermitglieder sie daraufhin verspotten würden. Sie konnte ihre Ängste in großer Ruhe beschreiben, ohne dass sich an ihnen zunächst etwas änderte. In einer Therapiestunde dann passiert es, dass Frau R. beim Ausziehen ihres Mantels versehentlich einen hohen Stapel Blätter vom Schreibtisch der Therapeutin herunterfegte und diese sich über den Boden verteilten. Frau R. reagiert mit Panik und Entsetzen. Sie begann zu weinen und war zunächst nicht zu beruhigen. Zunehmend lief ihre Nase, sie heulte „Rotz und Wasser". In dieser für die Patientin äußerst beschämenden Situation gelang es dann jedoch gut, zu besprechen, was in solchen Momenten in ihr vorgeht. Frau R. beschrieb: „Es ist so furchtbar! Sie finden mich jetzt bestimmt trottelig und tollpatschig. Und Sie denken, dass ich nichts auf die Reihe kriege und dass man mich nicht ernst nehmen kann. Anderen Patienten passiert so was sicherlich nicht." Anhand dieser Äußerungen ließen sich dann die Befürchtungen der Patienten klären und letztlich auf den verinnerlichten sehr vernichtenden Blick des Vaters auf sie zurückführen.

4.4.4 Umgang mit überhöhten Ansprüchen

> **Prinzip 4:**
>
> Konfrontieren Sie den Patienten mit seinen überhöhten Anforderungen an sich selbst.

Häufig überhöhte Anforderungen

Patienten mit Sozialer Phobie neigen meist dazu, überhöhte Anforderungen an sich und an ihre eigene (soziale) Leistung zu stellen. Mit diesen Anforderungen wachsen die antizipierten Ängste und die psychophysiologische Erregung beträchtlich. Das Aufdecken und Durcharbeiten solcher überhöhter Ansprüche und Erwartungen führt in der Regel zu einer deutlichen Erleichterung. Nach Hoffmann (2002, 2003) sind zwei Schritte erforderlich:

- Der Therapeut konfrontiert den Patienten mit seinen oder ihren überhöhten Ansprüchen und macht sie bewusst. Zum Beispiel: „Könnte es sein, dass Sie zu hohe Ansprüche an sich selbst stellen?“ oder „Haben Sie immer so viel von sich erwartet?“ oder unter Bezug auf vergangene Beziehungen: „Wer erwartete in der Vergangenheit, dass Sie perfekt sind?“
- Wenn der Patient seine oder ihre überhöhten Ansprüche an sich realisiert, kann der Therapeut sich auf ihre Projektion auf andere beziehen. Beispiel: „Vielleicht können wir Ihre Angst vor den Erwartungen der anderen so verstehen, dass Sie es sind, der sie den anderen zuschreibt. Meistens haben andere kein besonderes Interesse an einem.“ oder „Es ist nicht so leicht zwischen den Erwartungen der anderen und den eigenen zu unterscheiden. Haben Sie sich schon einmal überlegt, ob Sie selbst es sind, der Ihre Erwartungen anderen Leuten zuschreibt?“

Die exzessiven Erwartungen werden auch auf den Therapeuten projiziert werden. Manchmal kann sich sogar schon in den ersten Sitzungen eine Übertragungsfalle entwickeln, die spezifisch für diese Patienten ist. Sie testen, ob der Therapeut die überhöhten Ansprüche erfüllt, die der Patient an sich selbst stellt. Ein entspannter und humorvoller Umgang mit solchen Erwartungen erlaubt den Patienten bereits früh in der Behandlung, sich bewusst zu werden, dass sie sich permanent selbst überfordern. Ein solcher Umgang kann auch einschließen, dass der Therapeut z. B. offen zugibt, nicht perfekt zu sein.

Fallbeispiel „Überhöhte Anspüche“

Frau B., eine 32-jährige Patientin, erzählte in einer Therapiestunde, dass sie am Vortag Geburtstag gehabt habe. Die Nachfrage der Therapeutin, ob sie gefeiert habe, verneinte sie vehement. Als die Therapeutin sie dann auf die möglichen Gründe des Nichtfeierns ansprach, beschrieb sie eindrucksvoll, unter welch großen Druck sie sich selber setze: Sie verlangte von sich, jedem Gast exakt die gleiche Aufmerksamkeit zu widmen. Und dies besonders, wenn es um das Bedanken für die Geschenke gehe: „Keiner darf zu kurz kommen. Keiner darf das Gefühl haben, dass ich mich bei einem anderen Gast eventuell ein paar Minuten länger bedankt habe." Mit solchen Gedanken belastete die Patientin sich bereits im Vorfeld so intensiv, dass ihr dann eine Party vollkommen unmöglich erschien. Als die Therapeutin Frau B. fragte, ob sie glaube, dass es überhaupt irgendeinen Menschen gebe, der in der Lage sei, alle Gäste einer Party exakt gleich zu behandeln bzw. sich bei allen exakt gleich lang zu bedanken, musste Frau B. lachen. Erstmals wurde ihr deutlich, wie überzogen ihr Anspruch an sich selber war.

4.4.5 Ermutigung, sich Ängsten auszusetzen

Prinzip 5:

Ermutigen Sie den Patienten oder die Patientin, sich aktiv der Angst auslösenden Situation auszusetzen, anstatt sie zu vermeiden.

Greifen Sie dabei vorhandene Ressourcen auf. Spielen Sie mit dem Patienten die Selbstexposition zunächst in der Vorstellung durch.

Freud (1900) sprach vom Denken als Probehandeln. Eine gute Vorbereitung der Selbstexposition nimmt mindestens eine Sitzung in Anspruch. Auch die Nachbesprechung kann eine (oder sogar mehr) Sitzung(en) in Anspruch nehmen. Ermutigen Sie den Patienten, diese Situation genau zu untersuchen. Der Patient soll sich nicht überfordern, sondern eine zeitlang gerade über seine Angstschwelle hinausgehen.

Ermutigung zur Selbstexposition

In den ersten Sitzungen – wenn das Rationale der Therapie präsentiert wird – ist der Patient darüber informiert worden, dass die Behandlung eine geleitete Symptomexposition vorsieht, die dazu dient, seine sozialen Ängste zu überwinden. Dieses Prinzip stimmt mit Freuds (1919) Empfehlung für die Behandlung von Phobien überein. Freud (1919) sah die Konfrontation mit der Angst auslösenden Situation als eine notwendige Bedingung für die Behandlung der Phobie an[4]. Crits-Christoph et al. (1995) haben dieses Prinzip in ihr supportiv-expressives Behandlungsmanual für die Generalisierte Angststörung integriert. Bei der Sozialen Phobie ist die Auseinandersetzung mit der Angst auslösenden Situation von besonderer Bedeutung, und Patienten mit Sozialer Phobie reagieren üblicherweise mit besonderem Widerstand gegen diese Exposition. Die Erfahrungen der Patienten während der

4 „Man wird kaum einer Phobie Herr, wenn man abwartet, bis sich der Kranke durch die Analyse bewegen läßt, sie aufzugeben. Er bringt dann niemals jenes Material in die Analyse, das zur überzeugenden Lösung der Phobie unentbehrlich ist. Man muß anders vorgehen. [...] Bei diesen letzteren hat man nur dann Erfolg, wenn man sie durch den Einfluß der Analyse bewegen kann, sich wieder wie Phobiker des ersten Grades zu benehmen, also auf die Straße zu gehen und während dieses Versuches mit der Angst zu kämpfen." (Freud, 1919, S. 191)

Selbstexposition sind jedoch wichtig, da sie das ZBKT in Frage stellen und seine Veränderung ermöglichen.

Bei der Einführung der Selbstexposition kann der Therapeut auch auf vorhandene Ressourcen des Patienten Bezug nehmen – wie oben im allgemeinen Teil ausgeführt, zählt dies zu den supportiven Interventionen der SET. So kann er z. B. sagen: „Trotz Ihrer Ängste unter Menschen zu gehen, haben Sie es ja auch immer wieder versucht, in solche Situationen hineinzugehen. Darauf können wir aufbauen und gemeinsam überlegen, wie Sie diese mutigen Versuche ausbauen können."

Patienten mit Angststörungen unterschätzen ihre Fähigkeiten oft (z. B. König, 2007). Umso wichtiger ist es, ihre Ressourcen anzusprechen und zu nutzen. Die Selbstexposition in ihren einzelnen Schritten kann z. B. folgendermaßen eingeführt werden:

Einführung der Selbstexposition

„Um Ihre Ängste wirkungsvoll angehen zu können, ist es notwendig, dass Sie in die Situationen, die Ihnen Angst machen, hineingehen. Das bereiten wir sorgfältig zusammen vor und überlegen, wie Sie am besten vorgehen. Wir erarbeiten zusammen zunächst Ihre persönliche ‚Angsttreppe', d. h. die leichtesten Situationen stehen unten und die schwierigsten Situation oben (nicht mehr als 3 Situationen nehmen!). Wir untersuchen dann zusammen, wie diese Ängste mit Ihrer persönlichen Angstformel zusammenhängen (Beziehung zum ZBKT herausarbeiten). In der Therapie gehen wir dann schrittweise vor, d. h. wir beginnen mit leichteren Situationen und gehen erst dann, wenn Sie diese bewältigt haben, zu der nächstschwierigeren Situation über. Wichtig ist es, dass wir die Erfahrungen, die Sie gemacht haben, hier besprechen. Wir schauen dann zusammen, was das für Ihre Ängste und deren Hintergründe, Wünsche, und Erwartungen bedeutet."

Der Therapeut kann hinzufügen:

„Es ist wichtig, dass Sie die Situation genau studieren, nicht ‚Augen zu und durch', einschließlich Ihres Verhaltens und der Reaktion anderer. Wenn Sie dies getan haben, können wir in der nächsten Sitzung untersuchen, was Sie daraus gelernt haben."

Eine andere Intervention könnte z. B. sein:

„Obwohl ein solcher Schritt es erfordert, mutig zu sein, ist es keine Mutprobe. Es ist notwendig, dass Sie Schritt für Schritt die Situation untersuchen, die Sie bisher systematisch vermieden haben. Aber es sind Sie, der die Schritte macht und der entscheidet, was Sie tolerieren können."

Dem Patienten wird auch erklärt, dass es keine Katastrophe ist, wenn er einmal eine Stufe nicht schafft. Dann geht er zu der Stufe zurück, die er bewältigt hat. Wenn er sich dann wieder sicher genug fühlt, geht er wieder einen Schritt weiter. Zum schrittweisen Vorgehen gehört auch, dass der Therapeut mit dem Patienten die verschiedenen Stufen der Selbstexposition zunächst in der Vorstellung durchspielt. Die Exposition sollte jedoch nicht vor der mittleren Phase der Behandlung beginnen. Details der Exposition und ihres schrittweisen Fortschreitens werden in den vorhergehenden Sitzungen sorgfältig geplant. Zuerst wird die schwierigste Situation mit dem Patienten erarbeitet. Dann die zweitschwierigste usw. So entsteht für den Patienten seine individuelle „Angsttreppe“. Sie sollte in der Regel drei bis maximal fünf Situationen umfassen.

Grundsätzlich sollte der Patient das Ausmaß seiner Exposition nicht zu schnell vergrößern; langsamer Fortschritt ist einem stürmischen Vorgehen überlegen. In dieser Phase der Behandlung ist eine kontrollierte Progression der Exposition wichtig („Was glauben Sie, was Sie als einen nächsten Schritt tun können?“). Die Aufgabe des Therapeuten ist daher in dieser Phase, den Patienten zu beraten, das beste Tempo beim Vorangehen zu finden. Eine entsprechende Intervention könnte z. B. lauten: „Ich kann wirklich verstehen, dass Sie schnell fortschreiten möchten, aber ich denke, es ist vorteilhafter, bei dem Ausmaß der Exposition zu bleiben, das wir geplant haben. Oft ist weniger mehr.“ Reagiert der Patient mit Widerstand gegen die Selbstexposition, kann der Therapeut z. B. sagen: „Ich kann Ihren Widerwillen gegen die Exposition nach all den Jahren der Vermeidung verstehen, aber ich bin überzeugt, dass Ihre Chancen zur Verbesserung größer ist, wenn Sie wirklich die schmerzhaften Schritte unternehmen, die wir geplant haben“. Den Patienten aufzufordern, sich der Angst auslösenden Situation auszusetzen, ist eine supportive Intervention, aber ihr Effekt – Einsicht in das ZBKT und Modifikation seiner Komponenten – ist expressiv.

Cave:

Weder der Therapeut noch der Patient sollten das Tempo verschärfen oder verschleppen. Die Exposition sollte nicht eingeführt werden, bevor sich eine sichere positive Beziehung etabliert hat (siehe unten).

Abgrenzung zur kognitiven Verhaltenstherapie

Gegenüber der Exposition in der kognitiven Verhaltenstherapie bestehen mehrere wichtige Unterschiede. Einer ist bereits oben genannt worden: Die in der Exposition gegenüber dem Therapeuten mobilisierten Angst- und Schamgefühle werden in der psychodynamischen Therapie der Sozialen Phobie therapeutisch aufgegriffen und (im Hinblick auf das ZBKT) bearbeitet. Anders als in der kognitiven Verhaltenstherapie werden auch die in der Selbstexposition außerhalb der Therapie gemachten Erfahrungen auf das ZBKT und dessen Veränderung bezogen (z. B. „Was bedeuten diese Erfahrungen für Ihre Ängste vor anderen Menschen und für Ihr eigenes

Verhalten?"). Darüber hinaus besteht ein wichtiger Unterschied im therapeutischen Vorgehen: In der psychodynamischen Psychotherapie geht der Therapeut nicht (real) mit in die Angst auslösende Situation.

4.4.6 Problematisierung von dämpfenden Medikamenten und Suchtmitteln

Prinzip 6:

Explorieren Sie und problematisieren Sie gegebenenfalls den Gebrauch von Suchtmitteln und Medikamenten, die die Angsterregung dämpfen sollen.

Zu den Strategien der Angstreduktion und Vermeidung zählt auch der Gebrauch von Suchtmitteln und Medikamenten, die die Angsterregung dämpfen sollen (Alkohol, Marihuana, Benzodiazepine, bei Prüfungsangst auch Betablocker). Wie wir aus Studien zur Behandlung von Panikstörungen wissen (Subic-Wrana et al., 2006), besteht die Gefahr, dass durch die missbräuchliche Anwendung dieser Mittel für den Therapiefortschritt wesentliche emotionale Erfahrungen blockiert werden. Daher sollte mit den Patienten gleich zu Behandlungsbeginn dieses Vermeidungsverhalten sorgfältig exploriert und problematisiert werden. Wichtig ist zu erläutern, dass die Anwendung dieser Vermeidungsstrategie verhindert, Zugang zu den Gefühlen und Gedanken zu bekommen, die die sozialphobischen Ängste auslösen, und damit den Therapieerfolg behindert. Die Problematisierung dieser Vermeidungsstrategie nach Erläuterung ihrer Auswirkungen für die Therapie sollte zur Kooperation „auf Augenhöhe" einladen.

Fallbeispiel „Alkohol und Scham"

Herr A. (Mitte 20) erinnerte im Verlauf der Behandlung immer wieder, wie unangenehm es ihm war, z. B. auf Familienfeiern auf eine Freundin, die er seit Jahren nicht hat, angesprochen zu werden („Wo ist denn deine Freundin?"). Vor diesen jährlich wiederkehrenden Familienfeierlichkeiten antizipierte er regelmäßig die („drohende") Nachfrage. Herr A. stellte sich dabei vor, dass die anderen denken müssten, dass irgendetwas mit ihm nicht stimme, wenn er schon seit Jahren ohne Partnerin sei. Extrem peinlich war ihm die Vorstellung, sagen zu müssen, „Ich habe keine Freundin". Auch konnte er sich kaum vorstellen, ohne Begleitung alleine auszugehen. Er befürchtete, dass ihn andere genau beobachten und sich lustig über ihn machen. In der therapeutischen Situation war Herr A. beim Bericht darüber peinlich berührt.

In der mittleren Behandlungsphase ging es Herrn A. darum, wieder mehr Kontakte zu anderen Menschen zu bekommen. Hierbei spielen vor allem abendliche Verabredungen (auch mit Frauen) eine große Rolle. In der 9. Behandlungssitzung berichtete er einleitend mit den Worten „jetzt kommt der Hammer“, dass er auf einer Grillfeier, im Rahmen von Trinkspielen gemeinsam mit Freunden, eine große Menge hochprozentigen Alkohol getrunken habe. Eine Frau, die er schon seit etwa einem Jahr kenne, habe sich auf seinen Schoß gesetzt. An den Rest könne er sich kaum erinnern. Er habe bei ihr übernachtet und es sei zum ersten Mal seit Jahren wieder zu Sexualität mit einer Frau gekommen.

Von der Episode berichtete Herr A. in einer Mischung aus Stolz und Scham: „So etwas ist mir schon lange nicht mehr passiert!“, „Ich muss mich wohl jedes Mal besaufen, um etwas mit einer Frau anzufangen!“.

Die problematische (Angst lösende) Wirkung von Alkohol stellte Herr A. selbst in den Raum, indem er sich fragt, ob er nicht besser gewesen wäre, zunächst seine sozialen Ängste anzugehen. Erfreulicherweise gelang es Herrn A. in der Folge, ohne die Wirkung von Alkohol Erfahrungen in sozialen Beziehungen zu sammeln und sich zu erproben.

4.4.7 Berücksichtigung von Einschränkungen in sozialen Fertigkeiten

Prinzip 7:

Vergessen Sie nicht, dass viele Menschen mit sozialen Ängsten als Folge der Dauer ihrer Störung reale Einschränkungen in ihren sozialen Fertigkeiten haben. Fantasieren Sie deshalb zusammen mit dem Patienten soziale Situationen vorweg. Fordern Sie den Patienten auf, außerhalb der Sitzungen zu üben.

Einschränkungen in sozialen Fertigkeiten

Viele Patienten mit Sozialer Phobie wissen nicht, wie man sich angemessen in sozialen Situationen verhält. Viele „selbstverständliche“ soziale Fertigkeiten sind dem Patienten mit Sozialer Phobie nicht „selbstverständlich“ geläufig; daher braucht er Hilfen, wenn er „Neuland“ betreten soll. Deshalb ist es wichtig, ihr tatsächliches Verhalten in sozialen Situationen zu explorieren und zu besprechen (König, 2007): „Wie verhalten Sie sich? Was tun die anderen? Was tun sie dann? Was können Sie besser machen?“ Der Therapeut spielt mit dem Patienten soziale Situationen in der Vorstellung durch. Es geht hier um ein antizipierendes Vorwegnehmen möglicher Handlungsalternativen, das deren rationale Planung ermöglicht (Probehandeln im Sinne Freuds; Freud, 1900). Hilfe kann der Therapeut durch Ermutigung zu einem inneren Dialog geben. Auch Interventionen aus der psychoanalytisch-interaktionellen Therapie können hier hilfreich sein (z. B. Hilfs-Ich-Funktion). So könnte ein Therapeut z. B. sagen: „Wenn ich an Ihrer Stelle wäre, würde ich vielleicht … versuchen.“

Um den Unterschied zwischen sich und dem Patienten zu betonen, könnte er hinzufügen: „Aber Sie sind natürlich ein anderer Mensch, jeder kann es anders machen.“ Ungünstig ist es, wenn der Therapeut in die Position dessen kommt, der alles besser kann. Das kann den Patienten entmutigen. Um das zu verhindern, kann der Therapeut auch gelegentlich darauf verweisen, dass ihm/ihr auch nicht immer alles gelingt (z. B. „Ich selbst habe einmal versucht … zu machen. Das hat nicht so gut geklappt.“). Um dauerhafte Veränderungen zu erreichen, ist es wichtig, den Patienten aufzufordern, auch außerhalb der Sitzungen zu üben.

Fallbeispiel „Reale Einschränkungen“

Frau R., eine knapp 50-jährige Patientin (siehe Fallbeispiel in Kap. 4.4.3) kündigte an, erstmals mit ihrem Orchester auf eine eintägige Konzertreise zu gehen. Seit ihrer Jugend hatte sie nichts Vergleichbares mehr unternommen (mit vielen, zum Teil fremden Menschen mehrere Stunden zusammen zu sein). Sie verspürte hohe Angst und fühlte sich dementsprechend unsicher, hatte sie doch so gut wie keine Erfahrungen mit solchen sozialen Situationen. Gemeinsam wurden ausführlich die einzelnen Stationen des bevorstehenden Ausflugs durchgesprochen: Neben wen könnte sie sich im Bus setzen? Worüber kann man sich auf der Busfahrt unterhalten? Was könnte sie in der Konzertpause machen? Wirkt es komisch, wenn sie alleine bleiben möchte? Was könnten die anderen denken? Kann man sich beim Mittagessen einfach zu anderen Menschen an den Tisch setzen? Oder wirkt das aufdringlich? Dieses genaue Planen und Durchsprechen entlastete Frau R. und stellte für sie ein erstes Übungsfeld dar.

4.4.8 Förderung von Selbstermutigung

Prinzip 8:

Fördern Sie einen ermutigenden inneren Dialog: „Selbstermutigung“.

Selbstermutigung durch inneren Dialog

Hoffmann (2002, 2003) betont, dass es für Patienten mit Sozialer Phobie wichtig ist, einen „inneren Dialog“ zu etablieren, der sie ermutigt. Diesen inneren Dialog sollten die Patienten speziell vor der Exposition einsetzen. Er kann eine offene Selbstansprache beinhalten. Wenn möglich, sollte eine Selbstansprache offen und hörbar vorgenommen werden. Wir schlagen vor, diesen inneren Dialog dem Patienten gegenüber „Selbstermutigung“ zu nennen. Die Selbstermutigung steht in einen charakteristischen Gegensatz zur „Angstformel“ des Patienten:

„Wir haben jetzt Ihre Angstformel herausgefunden. Ihnen fehlt aber noch die Gegenseite, eine Formel, mit der Sie sich Mut machen können. Jetzt wollen wir zu sehen, wie Sie sich selbst Mut machen können. Wie könnte eine „Ermutigungsformel“ für Sie aussehen?“

Wie oben beschrieben, ist durch Identifizierung mit dem Aggressor der äußere in einen inneren Angreifer verwandelt worden (z. B. „Du bist doch einfach zu blöd!“). Die „Selbstermutigung“ wendet sich gegen den inneren Aggressor und zielt darauf ab, dessen Angriffe zu stoppen, außer Kraft zu setzen und durch etwas Ermutigendes zu ersetzen.

Im Laufe einer psychodynamischen Therapie wird erwartet, dass durch die korrigierende emotionale Erfahrung in der Übertragung ein wohlwollendes und anerkennendes Objekt internalisiert wird (Nachhaltigkeit im Sinne Luborskys; Luborsky, 1995). Durch die Erarbeitung einer „Selbstermutigung“ wird dieser Prozess aktiv (supportiv) gefördert. Diese Intervention darf aber nicht als bloße Technik angewendet werden, weil sie sonst aufgesetzt wirkt – das gilt im Übrigen für alle hier vorgestellten Interventionen. Es ist deshalb wichtig, eine solche „Selbstermutigung“ mit dem Patienten gemeinsam zu erarbeiten. Dies kann z. B. folgendermaßen erfolgen: Nachdem der Therapeut zusammen mit dem Patienten erarbeitet hat, wie dieser mit sich spricht, wenn ihm etwas nicht gelingt (z. B. „Du Vollidiot!“) könnte der Therapeut sagen: „Wie wir herausgefunden haben, sprechen Sie oft selbst sehr abfällig mit sich. Das fördert Ihre Angst. Um Ihre Angst in den Griff zu kriegen, ist es nützlich, dass Sie sich immer wieder bewusst machen, wie kritisch oder herabsetzend Sie mit sich sprechen“ (ich-dyston machen).

Wenn der Patient sich im Laufe der Sitzungen bewusst geworden ist, wie er mit sich spricht, kann der Therapeut sagen: „Als nächstes ist es hilfreich, wenn Sie versuchen, anders mit sich zu sprechen. Was könnten Sie sich z. B. in dem Fall, über den wir eben gesprochen haben („Du Vollidiot“), anderes sagen?“ Ähnlich wie bei der „Angstformel“ erarbeitet der Therapeut zusammen mit dem Patienten allmählich eine „Selbstermutigung“. Hierbei ist es nützlich, Elemente des ZBKT einzubeziehen. Die negative Selbstansprache enthält in der Regel Elemente des ZBKT, insbesondere der Reaktion der Objekte („Du Vollidiot!“).

Was könnte der Patient sich stattdessen Wohlwollendes sagen (z. B. „Kann passieren, nächstes Mal mache ich es besser“)? Die Selbstermutigung soll jedoch nicht so missverstanden werden, dass die Patienten dazu „gedrillt“ werden, bestimmte Sätze formelhaft herunterzubeten. Bei manchen Patienten reicht es z. B., wenn der Therapeut sagt: „Vielleicht fallen Ihnen diese ermutigenden Worte ja morgen bei Ihrem Vortrag ein.“

Der innere Dialog soll in der Stunde besprochen und vom Patienten vor der Konfrontation mit einer für ihn schwierigen sozialen Situation aktiviert werden.

Formen für den inneren Dialog

Typ A: Selbstermutigung. „Das Referat ist gut vorbereitet, es gibt keinen Grund darüber zu grübeln, was den Zuhörern nicht gefallen könnte."

Typ B: Ermutigender innerer Dialog mit dem Therapeuten. Dies kann in der Stunde gut besprochen werden. Therapeut: „Stellen Sie sich vor, Sie könnten mich mitnehmen und würden mir Ihre Zweifel mitteilen – was würde ich wohl sagen?"

Insbesondere vor der Selbstexposition ist es wichtig, dass der Patient seine mit dem Therapeuten erarbeitete ermutigende Selbstansprache einsetzt. Beispiele für solche Selbstansprachen können sein: „Jetzt beruhige dich erst mal. Atme 3-mal tief durch. ... Letztes Mal hast du es auch hingekriegt, natürlich schaffst du es diesmal auch gut. ... Warum sollten die dich fertig machen wollen? ... Schau sie dir genau an. ... Du bist nicht schlechter als andere. Werte dich nicht selbst ab. Hör auf, dauernd über die vorgestellten Meinungen anderer nachzudenken." Er könnte hinzufügen: „Selbst wenn es heute nicht so gut laufen sollte, bist du trotzdem okay."

Es ist vorzuziehen, dass der Patient sich selbst anspricht. Der innere Dialog kann auch gedanklich mit dem Therapeuten durchgeführt werden. Der innere Dialog mit dem Therapeuten kann z. B. in folgender Weise vorbereitet werden: „Möglicherweise ist es leichter für Sie, mit Ihren Ängsten fertig zu werden, wenn Sie mich – quasi in Ihrer Vorstellung – mit in die Situation nehmen, sodass wir Ihre Angst zusammen angehen können?"

Gerade für Angstpatienten kann ein solcher imaginierter Begleiter als ein „steuerndes Objekt" hilfreich sein. Dies setzt allerdings Objektkonstanz voraus (König, 2007). Die folgende Kommunikation eines Patienten mit sich selbst kann als ein Beispiel für einen etablierten inneren Dialog mit dem Therapeuten dienen:

Beispiel für einen inneren Dialog

„Sie (der Therapeut) haben mir vermittelt, dass es nur meine Fehlwahrnehmung der Meinung anderer ist, die mich in Panik versetzt. Jetzt werde ich es herausfinden!"

Dem Patienten dabei zu helfen, einen inneren (ermutigenden) Dialog zu etablieren, fördert die Internalisierung eines guten, den Selbstwert regulierenden inneren Objekts und dient damit der Strukturbildung. Auch hier ist es wichtig zu betonen, dass die Patienten auch außerhalb der Therapie ihre individuelle Selbstermutigung/Ermutigungsformel einsetzen, sowohl für sich (im „stillen Kämmerlein“) als auch vor und in Angstsituationen.

Bei manchen Patienten, die mehr supportive Hilfe brauchen, kann es sinnvoll sein, die „Selbstermutigung“ mit ihnen zusammen schriftlich zu formulieren, damit sie sie „Schwarz auf Weiß besitzen“ und mit nach Hause nehmen können. Sie sollte die folgende Form haben.

Supportive Interventionshilfe

„In Situationen, die mir Angst machen, kann ich mir Folgendes sagen, um mir Mut zu machen: …“

Die „Selbstermutigung“ kann die Funktion eines Sicherheit gebenden Begleiters (König, 1981) bekommen – so wie manche Angstpatienten eine Beruhigungstablette mit sich führen für den Fall, dass sie einen Angstanfall bekommen könnten.

4.4.9 Berücksichtigung der Gegenübertragung

Prinzip 9:

Seien Sie sich Ihrer Gegenübertragung bewusst und respektieren Sie den Patienten. Nur wenn Sie den Patienten respektieren, können Sie ihm oder ihr helfen, sein gestörtes Selbstbild zu revidieren.

Respektieren des Patienten

Luborsky betont den Respekt gegenüber dem Patienten als eine wichtige Komponente der Supportivität. Bei Patienten mit Sozialer Phobie, deren zentrales Problem in einem Mangel an Selbstrespekt besteht (und die diese Verachtung auf andere projizieren), ist das Respektieren des Patienten von herausragender Bedeutung. Für diese Patienten ist es entscheidend, dass der Therapeut dem Patienten seinen Respekt vermittelt (Hoffmann, 2002, 2003). Es kann kaum überschätzt werden, die Sicht des Patienten zu respektieren, einen „fundamentalen Defekt“ (z. B. beschädigt, unzureichend, nicht gut oder defizitär zu sein) zu haben, die charakteristisch für viele Patienten mit Sozialer Phobie ist. Zwar soll der Patient im Laufe der Behandlung die Tendenz zur Selbstabwertung aufgeben, damit er das kann, braucht er aber zunächst die Gewissheit, dass der Therapeut versteht und akzeptiert, dass er sich als „fundamental fehlerhaft“ erlebt.

Als Falle in der Gegenübertragung erweist sich aber, dass der Therapeut u. U. von der Selbstabwertung des Patienten „infiltriert“ wird und beginnt, abwertend über ihn zu denken: „Jetzt geht das Gejammer schon wieder los!“. Eine Klärung der Gefühle, die der Patient auslöst, hilft, diese Falle zu vermeiden!

4.4.10 Präskriptionen („Verordnungen“)

Selbstentwertungen erkennen

Viele Patienten mit Sozialer Phobie neigen dazu, sich ständig zu entwerten und damit jegliche Fortschritte zunichte zu machen. Aufgabe des Therapeuten ist, dies zu erkennen und mit dem Patienten zu verstehen, dass die Selbstentwertung einen wesentlichen Teil der unbewussten oder automatisierten Mechanismen darstellt, die die Soziale Phobie aufrechterhalten. Die spezifische Art der Selbstentwertung kann dabei wesentliche Hinweise auf das ZBKT geben. Sie kann z. B. Hinweise auf die Wünsche und die erwartete Reaktion der Objekte geben. Wesentlich für den Therapiefortschritt ist aber auch, dass der Therapeut nicht zulässt, dass sich der Patient immer wieder in der Therapiesituation entwertet. Der Umgang mit diesem gestörten Selbstkonzept erfordert empathisches Verstehen und dauerhaftes und taktvolles Konfrontieren, Klarifizieren, Deuten und ggf. Korrigieren (zur Beschreibung psychodynamischer Basistechniken siehe Wöller & Kruse, 2005). Insbesondere bei ich-strukturell gestörten Patienten kann es sein, dass expressives Vorgehen nicht ausreicht, sondern zusätzliche, supportive Interventionen erforderlich werden, um den Patienten vor der schädigenden Wirkung permanenter Selbstabwertung zu schützen, indem der Therapeut diese in der Therapiesitzung nicht mehr zulässt. Das Vorgehen sollte dann den behandlungstechnischen Empfehlungen von Hoffmann (2002, 2003) folgen, der empfiehlt, das gestörte Selbstbild durchgehend, ohne weiteren Kommentar zu korrigieren. Im Folgenden ist ein Interventionsbeispiel für die Technik der Präskription (Verordnung) angeführt.

Inverventionsbeispiel Präskriptionen („Verordnungen“)

Patient: „Jemand, der sich so verhält wie Sie, kann sicher sein, dass andere an ihm interessiert sind. Aber wenn Leute mich ansehen, denken sie sofort: ‚Was will dieser dumme, behinderte Typ hier?‘“

Therapeut: „Sie wissen, dass Sie weder dumm noch behindert sind.“

Patient: „Aber natürlich bin ich behindert und andere können es sofort sehen. Die Leute haben recht, ich bin ein Nichts und jeder kann es sofort sehen.“

Therapeut: „Darf ich einen Vorschlag machen? Wir haben schon über das Wort ‚behindert‘ gesprochen. Ich teile Ihre Sicht nicht – wie ich schon gesagt habe. Sie sollten sich während der Sitzung in dieser Weise nicht mehr abwerten. Können wir uns darauf verständigen? Hier ist ein Ort, wo Sie niemand abwerten darf – ich tue dies nicht und bitte tun Sie es auch nicht. Können Sie das akzeptieren? Dass ich einen ‚nicht abwertenden‘ Raum für Sie zur Verfügung stelle?“

Um es noch einmal zu betonen: In jeder Phase der Behandlung ist es entscheidend, für den Patienten transparent zu machen, dass solche Präskriptionen darauf abzielen, ihn zu respektieren und ihn vor sich selbst zu schützen.

Der Patient sollte aber auch angeregt werden, außerhalb der Therapie darauf zu achten, wenn er sich selbst abwertet und sich das selbst nicht „durchgehen" zu lassen. Vorher sollte er aber einige Erfahrungen dazu in den Therapiesitzungen gemacht haben.

4.4.11 Bühnenparadigma

Als eine andere konfrontierende Intervention hat Hoffmann (2002, 2003) das „Bühnenparadigma" beschrieben: Der Patient wird gebeten, seine Erfahrungen wie eine Szene auf einer Bühne zu beschreiben. Diese Intervention ist sehr nützlich, um dem Patienten dabei zu helfen, sich von sich selbst und von seinen eigenen Erfahrungen zu distanzieren. Anders ausgedrückt, geht es um die Entwicklung selbstreflexiver Funktionen (Fonagy, 1998; Fonagy & Target, 2005) im Hinblick auf soziale Befürchtungen, d. h. um Strukturbildung. In Bezug auf die therapeutische Situation hat Sterba (1934) diese Fähigkeit als therapeutische Ich-Spaltung in einen erlebenden und einen beobachtenden Teil beschrieben. Das Bühnenparadigma dient der Förderung der „therapeutischen Ich-Spaltung", empathischer und selbstreflexiver Funktionen. Wie die oben beschriebene Technik der Präskriptionen ist auch das Bühnenparadigma besonders hilfreich bei Patienten mit ich-struktureller Schwäche.

Beschreibung der eigenen Erfahrungen

Das Bühnenparadigma kann in folgender Weise eingeführt werden (vgl. Hoffmann, 2003).

Interventionsbeispiel Bühnenparadigma

„Ich möchte einen Vorschlag machen. Stellen Sie sich die Episode, die Sie mir gerade erzählt haben, als eine Aufführung auf einer Bühne vor. Sie sitzen bequem im Publikum und Sie sehen sich selbst, wie Sie mit der Verkäuferin sprechen. Haben Sie das Bild vor sich? Sie sehen, wie Sie selbst dauernd zu Boden schauen, leise sprechen, nicht sagen, was Sie wirklich suchen – genauso, wie Sie es mir erzählt haben. Was denken Sie über die Verkäuferin; was denken Sie über den Kunden?"

Auch hier kann der Patient angeregt werden, dieses Vorgehen außerhalb der Therapie selbst anzuwenden und seine Erfahrungen in der nächsten Sitzung zu besprechen.

4.4.12 Humor

Humor hat eine sehr entspannende Wirkung bei überdauernden Selbstwertproblemen. Viel ist gewonnen, wenn der Patient zum ersten Mal über seine unrealistischen sozialen Ängste lachen und sich auf diese Weise distanzieren kann. Für den Gebrauch von Humor ist eine taktvolle Handhabung erforderlich und die Vulnerabilität des Patienten muss bedacht werden. Den Blick des Patienten für „komische" Seiten seiner sozialen Angst zu öffnen, kann helfen, Abstand zur Bedrängung durch diese Ängste zu gewinnen, aber dies ist nur möglich vor dem Hintergrund einer haltgebend-akzeptierenden therapeutischen Beziehung und einem „taktvollen" Einsatz: nicht über, sondern mit dem Patienten lachen. Hoffmann (2002, 2003) gibt das folgende Beispiel für die Verwendung von Humor bei der Verwendung des Bühnenparadigmas: „Was wird da eigentlich gespielt? Eine Tragödie, eine Komödie oder sogar Slapstick?" Kohut (1966) hat die Entwicklung von Humor als eine Umformung des Narzissmus beschrieben.

Fallbeispiel „Humor – gemeinsam mit dem Patienten lachen"

Frau S., eine 26-jährige Patientin, wagte im Verlauf der ambulanten Behandlung, an einem Fotografie-Workshop teilzunehmen. Besondere Angst verspürte sie vor der Vorstellungsrunde. Ihre Wünsche und Befürchtungen wurden vorab ausführlich besprochen. Als sie nach dem Wochenende wieder in die Sitzung kam, wirkte sie zwar deutlich entspannter als vorher, aber auch leicht bedrückt. Sie erzählte: „Ich hatte große Angst, aber als ich dran war, hab ich sofort losgeredet. Ich habe erzählt, wo ich herkomme, wie alt ich bin, warum mich die Fotografie interessiert …". Dann stockte sie und schaute die Therapeutin an. Diese bemerkte, dass sie zu lachen beginnen musste, und sagte schmunzelnd: „Und Ihr Name …?" Frau S. musste ebenfalls lachen: „Den hatte ich echt vergessen zu erwähnen! Ich saß in der Vorstellungsrunde und hab mich nicht vorgestellt!" Beide lachten sehr und Frau S. stellte fest, dass es keine Katastrophe war und dass sie die Vorstellungsrunde gut bewältigt hatte.

Die wichtigsten Interventionen der SET für Soziale Phobie haben wir in Form einer Checkliste übersichtlich zusammengestellt (vgl. Anhang auf S. 98). Diese Liste soll der eigenen Reflexion während der Behandlung dienen.

5 Wirksamkeit

5.1 Abgrenzung gegenüber der kognitiven Verhaltenstherapie

Exposition und Bewältigung von Scham und Angst finden auch in der therapeutischen Beziehung statt, wenn diese Gefühle gemeinsam ausgehalten und besprochen werden, statt sie zu vermeiden. Das Fokussieren auf die Scham und auf die assoziierten Komponenten des ZBKT hat einen expressiven (einsichtsfördernden) Effekt. Mit der Bearbeitung der Selbstexposition, die in der therapeutischen Beziehung stattfindet, umfasst die psychodynamische Psychotherapie einen Aspekt der Exposition, der in dieser Form in der kognitiven Verhaltenstherapie nicht enthalten ist.

Gegenüber der Exposition in der kognitiven Verhaltenstherapie (KVT) bestehen mehrere wichtige Unterschiede. Einer ist bereits oben genannt worden: Die in der Exposition gegenüber dem Therapeuten mobilisierten Angst- und Schamgefühle werden in der psychodynamischen Therapie der Sozialen Phobie therapeutisch aufgegriffen und (im Hinblick auf das ZBKT) bearbeitet. Anders als in der kognitiven Verhaltenstherapie werden auch die in der Selbstexposition außerhalb der Therapie gemachten Erfahrungen auf das ZBKT und dessen Veränderung bezogen (z. B. „Was bedeuten diese Erfahrungen für Ihre Ängste vor anderen Menschen und für Ihre eigenes Verhalten?"). Darüber hinaus besteht ein wichtiger Unterschied im therapeutischen Vorgehen: In der psychodynamischen Psychotherapie geht der Therapeut nie (real) mit in die Angst auslösende Situation, in der kognitiven Verhaltenstherapie ist die (beobachtende) Präsenz des Therapeuten bei Verhaltensexperimenten (mithilfe von Videofeedback oder auch in vivo) vorgesehen, jedoch können Verhaltensexperimente auch Inhalt von Hausaufgaben für den Patienten sein, die dann entsprechend ohne Therapeutenbegleitung durchgeführt werden.

5.2 Wirksamkeit von kognitiver Verhaltenstherapie und Pharmakotherapie

Für die kognitiv-behaviorale Therapie (KVT) und für Serotonin-Wiederaufnahmehemmer (SSRIs) werden günstige Behandlungsergebnisse für Patienten mit Sozialer Phobie berichtet (Zaider & Heimberg, 2003). Allerdings sind die Erfolgsraten bei Weitem nicht zufriedenstellend – sie liegen bei etwa 50 % (Blanco et al., 2010; Davidson et al., 2004; Leichsenring et al., 2013; Stangier et al., 2003; Stangier et al., 2011; Zaider & Heimberg, 2003). Subgruppen von Patienten mit Sozialer Phobie profitieren nicht ausreichend von KVT. Hierbei handelt es sich um Patienten mit generalisierter Sozialer Phobie, um Patienten mit komorbider Depression oder um Patienten mit komorbider vermeidender Persönlichkeitsstörung (Zaider & Heimberg, 2003). Außerdem mangelt es an Studien zu langfristigen Behandlungseffekten (Gould et al., 1997). Experten gehen davon aus, dass die oben erwähnten unzureichenden Erfolgsraten durch längere und intensivere Behandlungen verbessert werden können (Zaider & Heimberg, 2003, S. 80): In den meisten vorliegenden Studien zur KVT lag die Behandlungsdauer zwischen 7 und 15 Sitzungen.

Nach den von Kopta et al. (1994, S. 1012) vorgelegten Daten sind jedoch mindestens 25 Sitzungen erforderlich, um klinisch signifikante Verbesserungen bei der Mehrzahl der Patienten mit chronischer Angststörung zu erreichen. Aufgrund der bisher begrenzten Erfolgsraten für KVT und medikamentöse Behandlungen sind empirische Studien zur Wirksamkeit psychodynamischer Therapie bei Sozialer Phobie dringend erforderlich.

5.3 Wirksamkeit psychodynamischer Verfahren in der Behandlung der Sozialen Phobie

Die randomisiert-kontrollierte Studie von Knijnik et al. (2004) zeigt die Wirksamkeit einer psychodynamischen Gruppentherapie über 12 Sitzungen im Vergleich zu einer Placebo-Gruppentherapie bei insgesamt 30 Patienten mit einer Sozialen Phobie hinsichtlich der Reduktion der sozialphobischen Symptomatik zum Behandlungsende. Hinsichtlich der allgemeinen Angstsymptomatik und der Beeinträchtigungsschwere („Clinical Global Impression" – CGI) ließen sich keine signifikanten Unterschiede zwischen den beiden Behandlungsgruppen nachweisen.

Die randomisiert-kontrollierte Studie von Knijnik et al. (2008) belegt die Überlegenheit der Kombinationsbehandlung von psychodynamischer Gruppentherapie und Clonazepam bei insgesamt 57 Patienten mit einer generalisierten sozialen Angststörung im Vergleich zur Monotherapie mit Clonazepam hinsichtlich des primären Zielkriteriums des globalen Funktionsniveaus (CGI). Hinsichtlich der sekundären Zielkriterien der spezifischen sozialphobischen Symptomatik ließen sich keine signifikanten Unterschiede zwischen den beiden Behandlungsgruppen zeigen.

In einer Studie von Bögels et al. (2014) war psychodynamische Therapie wirksamer als eine Warteliste und ebenso wirksam wie KVT.

5.4 Überprüfung der Wirksamkeit des Manuals: Die SOPHO-NET-Studie

In unserer Studie (Leichsenring et al., 2013), deren psychodynamischem Behandlungsarm das hier vorgestellte Behandlungsmanual zugrunde lag, wurde die Wirksamkeit der psychodynamischen Therapie (PDT) der Sozialen Phobie auf der Grundlage der SET in einer multizentrischen randomisiert-kontrollierten Studie (RCT) gegenüber der kognitiven Verhaltenstherapie nach dem Ansatz von Clark und Wells und einer Wartelistenbedingung überprüft (SOPHO-NET = Social Phobia Psychotherapy Research Network). 495 ambulante Patienten mit Sozialer Phobie wurden hierzu randomisiert entweder KVT (N = 209), PDT (N = 207) oder einer Warteliste (N = 79) zugewiesen. Die Hauptzielkriterien waren Response und Remission hinsichtlich der Liebowitz Soziale Angst-Skala (LSAS; vgl. Kap. 1.6), deren Einschätzung durch gegenüber der Behandlungsbedingung „verblindete" Rater ausgeführt wurde. Response wurde definiert als eine Reduzierung der sozialphobischen Symptomatik in der LSAS und mindestens 31 % Remission (keine klinisch auffälligen Symptome) durch einen Wert in der LSAS < 30. Die Effekte wurden unmittelbar nach Therapieende sowie 6, 12 und 24 Monate nach Therapieende untersucht. Beide Therapien erwiesen sich hinsichtlich Response und Remission als der Wartegruppe signifikant überlegen. Damit ist die Wirksamkeit des verwendeten psychodynamischen Therapiekonzepts nach den Kriterien der evidence-based medicine belegt.

Unmittelbar nach Therapieende erwiesen sich PDT und KVT im Hinblick auf Response sowie im Hinblick auf die Reduzierung der komorbiden depressiven Symptomatik statistisch als gleich wirksam (52 vs. 60 %). Bei den Raten für Remission und bei der Reduzierung interpersoneller Probleme erreichte die KVT etwas größere Effekte, die Unterschiede waren jedoch vom Betrag her klein. So betrug die Differenz bei den Remissionsraten z. B. 10 % (Leichsenring et al., 2013). Im Langzeitverlauf 6, 12 und 24 Monate nach Therapieende konnten dagegen keinerlei Unterschiede in der Wirksamkeit zwischen PDT und KVT mehr gefunden werden (Leichsenring et al., 2014). Aus diesen Ergebnissen kann geschlossen werden, dass sowohl die KVT als auch die PDT wirksame Behandlungsoptionen für die Soziale Phobie sind. Die KVT erreicht in manchen Bereichen positive Veränderungen etwas schneller, im Langzeitverlauf sind jedoch beide Therapieformen gleichermaßen wirksam.

5.5 Kombination mit Pharmakotherapie

Bezüglich einer Kombination von Psychotherapie mit einer Pharmakotherapie nimmt die S3-Leitlinie zur Behandlung von Angststörungen (Bandelow et al., 2014) dezidiert Stellung. Generell soll Patienten mit sozialen

Ängsten Psychotherapie und Pharmakotherapie angeboten werden. Dabei soll die Präferenz des informierten Patienten berücksichtigt werden. Im Informationsgespräch sollen insbesondere folgende Aspekte eine Rolle spielen: Wirkeintritt, Nachhaltigkeit, unerwünschte Wirkungen und Verfügbarkeit. Bei Therapieresistenz sieht die Leitlinie vor, dass die jeweils andere Therapieform angeboten werden soll oder eine Kombination von Psychotherapie und Pharmakotherapie angeboten werden kann. Die zur Verfügung stehenden und empfohlenen Substanzen finden sich bei Bandelow et al. (2014).

6 Psychodynamische Therapie in der Praxis

6.1 Behandlungsschwierigkeiten

Die folgenden Vignetten stammen aus unseren Erfahrungen mit manualisierten Behandlungen und sollen verdeutlichen, wo typische Schwierigkeiten in der Behandlung und Durchführung der oben dargestellten Interventionen liegen können. Nicht selten waren supportiv intendierte Interventionen zu beobachten, durch die das expressiv-deutende Vorgehen blockiert wurde. Nachfolgend soll an zwei Behandlungsbeispielen verdeutlicht werden, wie Chancen auf besseres Verständnis des Patienten durch supportiv intendierte, vorschnelle Interventionen vertan werden können.

Fallbeispiele
„Behandlungsschwierigkeiten bei supportiven Interventionen"

A. In einer frühen Behandlungsstunde erwähnt die Patientin, dass sie bei Essenseinladungen immer so sehr unsicher sei, nicht mitreden könne und eine schlechte Allgemeinbildung habe. Die Therapeutin entgegnete in guter Absicht, dass das nicht so schlimm sei, weil man ja nicht alles wissen könne. Hier unterstützte die Therapeutin ungewollt die Sicht der Patientin, eigentlich unzulänglich und „dumm" zu sein. Es hätte die Möglichkeit bestanden, die Situation genauer zu untersuchen und Elemente des ZBKT (z. B. überhöhte Ansprüche an die eigene Person, Projektion, Vermeidung) zu identifizieren und daran zu arbeiten.

B. In der Behandlungsstunde nach einer Stunde, die der Patient nicht wahrnehmen konnte, wobei er aber dem Therapeuten eine Nachricht auf dem Anrufbeantworter hinterlassen hatte, war der Patient sehr aufgeregt, da aufgrund eines technischen Defekts des Anrufbeantworters keine Nachricht aufgezeichnet worden war. Er suchte den Fehler bei sich und gab an, evtl. auch zu „undeutlich" gesprochen zu haben. Hier intervenierte der Therapeut beruhigend, indem er technische Details des Anrufbeantworters erklärte. An dieser Stelle hätte es eine gute Möglichkeit gegeben, die hinter der Aufregung steckenden negativen Affekte (Scham, evtl. auch Unzufriedenheit mit dem Therapeuten bzw. seiner technischen Ausstattung) anzusprechen.

Denkbar ist auch umgekehrt eine vorschnelle Deutung, die beim Patienten zu einem schamhaften Rückzug führt.

Der Umgang mit intensiver Scham ist oft schwierig; unter dem Druck der entstehenden Spannung kann es therapeutenseitig zu Vermeiden oder intrusivem Verhalten kommen.

Fallbeispiel „Behandlungsschwierigkeit bei Fokus auf Scham"

Als die Therapeutin den Patienten nach Schamerleben fragt, erinnert sich dieser an die extreme Aufmerksamkeit und Neugier seiner Großmutter, durch die er sich in seiner Kindheit massiv bedrängt und bloßgestellt gefühlt hatte. Dabei spricht der Patient sehr langsam und zögerlich. Als Reaktion erscheint die Therapeutin als ungeduldig, fragt intensiv weiter nach Schamsituationen und muss dabei dem Patienten vorkommen wie die drängende Großmutter; dies wurde aber nicht thematisiert (Möglichkeit, das ZBKT auch in der Übertragung zu bearbeiten).

6.2 Umgang mit Nichtansprechen auf die Behandlung

Die psychodynamische Therapie bei Sozialer Phobie hat sich als wirksam erwiesen. Es gibt jedoch Patienten, die nicht ausreichend von der Behandlung profitieren. Dies gilt nicht nur für die psychodynamische Therapie der Sozialen Phobie, sondern auch für die KVT und ganz allgemein auch für andere wirksame psychotherapeutische Behandlungen: keine erreichten Remissions- oder Response-Raten von 100 %. Der Anteil der sogenannten Non-Responder liegt bei der Sozialen Phobie allgemein zwischen 30 und 40 % (Stein & Stein, 2008).

Um auch Patienten helfen zu können, bei denen die Gefahr der Non-Response (d. h. kein Ansprechen auf die Behandlung) oder sogar der Verschlechterung besteht, ist es wichtig, die Vorzeichen möglichst frühzeitig zu identifizieren. Eine frühe Gelegenheit hierzu bietet sich bereits im Paktgespräch. Liegen auf Seiten des Patienten Bedingungen vor, die es erschweren, dass er von der vorgesehenen Behandlung profitiert? Hierbei kann es sich z. B. um eine deutliche Ambivalenz gegenüber der Therapie und einer möglichen symptomatischen Veränderung handeln, um komorbide Störungen (z. B. Depression), um bestimmte psychosoziale Konstellationen (z. B. Begleitung durch eine Sicherheit gebende Person, sog. „Phobischer Begleiter") oder um einen starken sekundären Krankheitsgewinn. Wie therapeutisch hierauf eingegangen werden kann, diskutieren wir etwas später in diesem Abschnitt. In der vorgesehenen Zwischenbilanz zur Halbzeit der Therapie (zwischen der 13. und 15. Sitzung) bietet sich – abgesehen von den regelmäßigen Behandlungssitzungen – eine gute Gelegenheit für das Erkennen und Bearbeiten eines möglicherweise nicht ausreichenden Ansprechens. Hier untersuchen Therapeut und Patient gemeinsam, ob und inwieweit die zu Beginn der Behandlung festgelegten Ziele erreicht wurden. Stellt sich heraus, dass die eingangs festgelegten Ziele kaum oder nicht erreicht sind und weiterhin eine deutliche sozialphobische Symptomatik besteht, sollte dies von Patient und Therapeut ernst genommen werden. Der Therapeut untersucht deshalb gemeinsam mit dem Patienten, warum dieser bisher nicht ausreichend von der Behandlung profitiert hat. Dies kann verschiedene Gründe haben:

- Liegt möglicherweise eine starke Ambivalenz auf Seiten des Patienten vor, die bislang nicht deutlich geworden ist, zwischen dem Wunsch, alles so zu belassen wie es ist und dem Wunsch, sich zu verändern? Optimalerweise wird eine solche Ambivalenz bereits im Paktgespräch (Sozialisierungs-Interview; vgl. Orne & Wender, 1968) aufgedeckt und bearbeitet. Es empfiehlt sich technisch, sich hier auf die Seite der Ambivalenz zu stellen (Leichsenring & Salzer, 2014a). Das bedeutet, dass der Therapeut zunächst die Vorteile des sozialphobischen Verhaltens herausarbeitet und betont („Wenn Sie soziale Situationen vermeiden, schützen Sie sich davor, von anderen abgewertet zu werden – was ist daran schlecht?"). Dieses Vorgehen legt es dem Patienten nahe, sich selbst auf die Seite der Veränderung zu stellen. Er kann selbst die Nachteile seines bisherigen sozialphobischen Verhaltens herausarbeiten und die Vorteile benennen, die eine Veränderung für ihn mit sich bringen würde (Leichsenring & Salzer, 2014a).
- Liegen möglicherweise psychosoziale Bedingungen vor, die es erschweren, dass der Patient von der Behandlung ausreichend profitiert? Hier ist besonders auf entsprechende Beziehungskonstellationen zu achten. Hat der Patient z. B. eine Beziehung zu einem steuernden Objekt (phobischen Begleiter), die es ihm ermöglicht, mit sozialen Situationen im Beisein dieser Person (dieses Objekts) zurechtzukommen (König 1981)? Dies kann den Leidensdruck und die Veränderungsmotivation herabsetzen. Der Patient kann andererseits auch (unbewusst) befürchten, das steuernde Objekt zu verlieren, wenn er die Angst verliert.
- Es ist außerdem denkbar, dass das ermittelte ZBKT (Angstformel) aus psychodynamischer Sicht die Ableitung der sozialphobischen Symptomatik nicht oder noch nicht genau genug erlaubt. In einem solchen Fall legt der Therapeut den Fokus auf eine genauere oder bessere Erfassung des ZBKT: Was fehlte bisher in der Formulierung des ZBKT? Was passte noch nicht genau genug? Hiermit ist nicht gemeint, das ursprünglich formulierte ZBKT fallen zu lassen. Vielmehr ist es sinnvoll, am ursprünglich formulierten ZBKT anzusetzen, es anzupassen und ggf. zu spezifizieren.
- Ein weiterer Grund dafür, dass ein Patient noch nicht ausreichend profitiert hat, kann darin liegen, dass das ZBKT und der Zusammenhang zur sozialphobischen Symptomatik noch nicht ausreichend „durchgearbeitet" sind. Wie oben beschrieben, umfasst das Durcharbeiten in der psychodynamischen Therapie verschiedene Aspekte:

- Arbeitet der Patient außerhalb und zwischen den Stunden an seiner Angstformel? Was hindert ihn daran, dies zu tun?
- Überträgt der Patient die in der Therapie gemachten Erfahrungen und Erkenntnisse möglicherweise nicht ausreichend in den Alltag (mangelnder Transfer)?
- Vermeidet er weiterhin soziale Situationen, anstatt sich ihnen gestuft auszusetzen?
- Hier schließt sich eine Analyse des Widerstands an, wie sie sich in der psychodynamischen Therapie seit langer Zeit bewährt hat (z. B. Greenson, 1981), z. B. „Könnte es sein, dass Sie etwas vermeiden? (…) Was würde passieren, wenn Sie dies nicht mehr tun?".
- Setzt der Patient nach wie vor innerliche Selbstabwertungen ein und sabotiert sich und sein Weiterkommen in der Therapie so selbst?
- Möglicherweise ist der mit dem Patienten erarbeitete ermutigende innere Dialog noch nicht ausreichend hilfreich. In diesem Fall wäre gemeinsam mit dem Patienten zu klären, wie dieser verbessert werden kann. Setzt der Patient den ermutigenden inneren Dialog möglicherweise nicht ein? Dann wäre zu klären, was ihn daran hindert.
- Möglicherweise sind auch wichtige Lebensbereiche des Patienten noch nicht ausreichend einbezogen worden, etwa der berufliche Bereich oder die Partnerbeziehung (siehe oben: phobischer Begleiter).

• Fehlen dem Patienten eventuell soziale Fähigkeiten, die es ihm ermöglichen, soziale Situationen erfolgreich zu bewältigen? Hat der Therapeut hier möglicherweise etwas übersehen? Welche Fähigkeiten fehlen dem Patienten und wie kann er sie erwerben?
• Liegt möglicherweise eine komorbide Störung vor, die die Veränderung behindert? So kann eine komorbide Depression oder eine depressive Persönlichkeitsstruktur die Mitarbeit des Patienten behindern, indem sie seine Aktivität (ad-gredi) herabsetzt. In einem solchen Fall wäre der Fokus darauf zu richten, wie die komorbide Störung verhindert hat, dass der Patient bisher ausreichend profitiert. Auch eine komorbide vermeidend-selbstunsichere Persönlichkeitsstörung kann sich negativ auf den Therapieerfolg auswirken. Hier ist das Augenmerk v. a. auf die ich-syntonen Abwehrmechanismen zu richten. Ziel ist es hier, diese Abwehrmechanismen einschließlich der Vermeidung sozialer Situationen ich-dyston zu machen. Die Techniken, die oben zur Bearbeitung der Ambivalenz beschrieben worden sind, können hier hilfreich sein (Leichsenring & Salzer, 2014a).
• Es ist auch daran zu denken, ob nicht ein sekundärer Krankheitsgewinn vorliegt, der einer Veränderung im Wege steht. Beispielsweise kann die sozialphobische Symptomatik eine fragile Partnerschaft vor Trennung schützen oder ein fragiles Selbstbild vor vermeintlichen Risiken.
• Und nicht zuletzt sollte sich der Therapeut allgemein fragen, ob er etwas übersehen hat. Sind möglicherweise Interventionen aus der Checkliste nicht oder nicht ausreichend eingesetzt worden? Sind die Erfahrungen

aus der Selbstexposition ausreichend besprochen und mit dem ZBKT in Verbindung gebracht worden? War die für die Selbstexposition ausgewählte Situation zu schwer oder zu leicht oder waren einzelne Schritte zu groß? Gab es Vermeidungsverhalten, das übersehen wurde?

- Bei Patienten, die auch am Ende der Therapie nicht ausreichend profitiert haben, ist es schließlich möglich, dass sie eine längere Therapie benötigen, die über eine Kurzzeittherapie mit 25 Sitzungen hinausgeht. Nach unserer klinischen Erfahrung gilt dies vor allem für Patienten mit ich-struktureller Störung und mit komorbider Persönlichkeitsstörung.

Hilfreich kann es sein, den Behandlungsfortschritt im Hinblick auf die sozialphobische Symptomatik regelmäßig zu erfassen, etwa mit der Selbstbeurteilungsform der Liebowitz Social Anxiety Scale (LSAS-Selbst; Fresco et al., 2001). Dies kann für beide Seiten, Patient und Therapeut, hilfreich sein, um sich über den Stand der Therapie und die erreichten Ziele zu vergewissern. Regelmäßiges Feedback über das Erreichte hat sich gerade bei Patienten, bei denen die Gefahr besteht, dass sie nicht ausreichend profitieren, als günstig erwiesen (z. B. Lambert et al., 2002). Dieser Ansatz lässt sich gut auf das hier vorgestellte Therapiekonzept übertragen.

Wenn man die Ansätze zur Bestimmung der reliablen und klinisch signifikanten Veränderung heranzieht (Jacobsen & Truax, 1991; Schauenburg & Strack, 1998), ergeben sich auf der Basis der Ergebnisse von Fresco et al. (2001) folgende Werte zur Beurteilung der Veränderung der sozialphobischen Symptomatik in der Selbstbeurteilungsform der Liebowitz Social Anxiety Scale (LSAS-Selbst)[5]:

- Ein Patient mit Sozialer Phobie hat eine *reliable Veränderung* erreicht, wenn sich sein Wert um 30 Punkte in der LSAS-Selbst verringert.
- Ein Patient mit Sozialer Phobie kann darüber hinaus als *klinisch signifikant* gebessert angesehen werden, wenn sein Wert in dem LSAS-Selbst unter 39 liegt. Das bedeutet, dass sich seine Symptombelastung im Bereich der Gesunden bewegt.
- Eine noch deutlichere Verbesserung liegt vor, wenn der Patient im Hinblick auf die Symptombelastung sogar von der Population sozialphobischer Patienten in die der Gesunden wechselt, d. h. wenn sein Wert unter 35 liegt.

Wir empfehlen, die LSAS-Selbst in regelmäßigen Abständen vom Patienten ausfüllen zu lassen und die Ergebnisse mit ihm zu besprechen. Dieser Ansatz ist mit dem hier vorgestellten Therapiekonzept gut vereinbar, führt auch zur Stärkung des Arbeitsbündnisses, betont die gemeinsame Arbeit auf die Ziele hin und stärkt die hilfreiche Beziehung im Sinne Luborskys.

---

5 Patienten mit Sozialer Phobie haben nach Fresco et al. (2001) einen Mittelwert von 74,53 in der LSAS-Selbst (Standardabweichung: 23,31), Gesunde einen deutlich niedrigeren Mittelwert von 13,49 (12,70).

7 Ausführliches Fallbeispiel

Im Folgenden wird ein ausführliches Fallbeispiel von Herrn K. vorgestellt, der aufgrund seiner sozialen Ängste um psychotherapeutische Behandlung nachsuchte.

7.1 Probatorische Sitzungen

Ersteindruck und szenisches Geschehen

Herr K. ist ein großgewachsener, schlanker, modisch gekleideter und jungenhaft wirkender Mann mit einem sympathisch-gewinnenden Lächeln. Er erscheint 20 Minuten zu früh zum ersten Termin und wirkt im Gespräch angespannt und unsicher. Im Verlauf zeigen sich rote Flecken an seinem Hals. Dabei erzählt Herr K. hektisch, atemlos wirkend und wie unter einem starken Rededrang stehend anschaulich und differenziert von seinen Beschwerden sowie seiner Lebenssituation. Herr K. vermeidet überwiegend den Blickkontakt zur Therapeutin, was auf sie leicht beschämbar wirkt. Zugleich gewinnt sie den Eindruck, dass Herr K. sehr bemüht ist, sich nach ihr auszurichten und ihre vermeintlichen Erwartungen zu erfüllen. Der deutlich spürbare Leidensdruck sowie die erkennbare Einsamkeit des Patienten rühren sie an. In der Gegenübertragung entsteht Überraschung angesichts der auffälligen Diskrepanz zwischen den starken Selbstabwertungen des Patienten sowie seiner offensichtlichen Kompetenzen, sein Gegenüber für sich einzunehmen.

Symptomatik

Der 26-jährige Lehramtsstudent (9. Semester) beschreibt Angst- und Unsicherheitsgefühle beim Vortragen eines Referates, bei mündlichen Prüfungen, im Umgang mit Autoritätspersonen, bei privaten Kontakten sowie Situationen, in denen er von anderen Menschen gesehen wird. Diese Ängste treten besonders in Konkurrenz- und Rivalitätssituationen auf. Herr K. schildert die Befürchtungen, sich zu blamieren, sein Wissen zu vergessen und keinen klaren Satz mehr sprechen zu können. Körperlich äußert sich seine Angst durch Herzrasen, Luftnot, Schwindel und Ohrenrauschen. Dabei beschreibt Herr K., unter einer ständigen Daueranspannung zu stehen. Aufgrund dieser Ängste hat Herr K. mehrfach Referate nicht gehalten und eine mündliche Prüfung mehrere Semester lang verschoben, was ihn im Studium sehr behindert. Außer zu seiner Freundin hat Herr K. kaum soziale Kontakte. Obwohl er sich Freunde wünscht und unter seiner Einsamkeit leidet, vermeidet er Verabredungen, Einladungen und Telefonate, da er sich anderen Menschen unterlegen fühlt, Ablehnung befürchtet und nicht weiß, was er sagen könnte. Wenn er mit anderen Menschen zusammen ist, vermeidet Herr K. Blickkontakt und beobachtet seine eigene Haltung, Atmung etc. aus der Angst heraus, unangenehm aufzufallen. Schon zu Schulzeiten hat Herr K. ungern Referate gehalten und sich wenig mündlich beteiligt. Deutlich zugenommen haben die sozialen Ängste mit dem Beginn seines Studiums: Alles war nun fremd, und er hatte Angst, auf sich alleine gestellt zu sein. Als Folge der sozialen Ängste entwickelte Herr K. depressive Verstimmungen mit Freudlosigkeit, Antriebslosigkeit, Selbstvorwürfen, Schlafstörungen und einer Verstärkung seines sozialen Rückzugs.

Biografische Anamnese

Herr K. wuchs als Einzelkind gut behütet als Sohn eines Großhandelskaufmanns (+30) sowie einer Hausfrau (+26, keine Ausbildung) auf. Herr K. selber beschreibt sich als ein neugieriges, aber auch ängstliches Kind, dass im Kindergarten oft geweint und sich alleine beschäftigt habe, anstatt mit anderen zu spielen. Seine *Mutter* sei eine liebevolle, sich aufopfernde und fröhliche, aber auch sehr ängstliche und vom Ehemann stark abhängige Frau mit belastenden Kindheitserfahrungen (Misshandlungen durch den Freund der Mutter). Aufgrund der eigenen belastenden Erfahrungen habe seine Mutter ihn am liebsten zu Hause bei sich gehabt und habe ihn ständig gewarnt (vor der Dunkelheit, fremder Umgebung, fremden Menschen). Sein *Vater* sei ein extrovertierter, humorvoller, ehrgeiziger und liebevoller Mensch mit klaren Vorstellungen, der „das Zepter in der Hand" habe. Seine Eltern hätten immer alles „toll" gefunden, was der Patient gemacht habe, unabhängig davon, wie gut es wirklich gewesen sei. Selbst als er die 10. Klasse habe wiederholen müssen, hätten die Eltern mit „Das ist nicht schlimm" reagiert. Er habe sich da mehr „Druck" von seinen Eltern gewünscht. In dieser Zeit habe er sich von einigen Lehrern schikaniert gefühlt. Erst nach dem Schulwechsel hätten sich seine Noten wieder verbessert (von 5 auf 1). Innerhalb seiner Familie erlebte sich Herr K. überwiegend als fröhlich, extrovertiert und kreativ. In der Schule und in Kontakten zu Gleichaltrigen hätten sich diese jedoch oft über ihn lustig gemacht, ihn abgewertet und ausgrenzt, weshalb er in der Pubertät in sozialen Situationen immer unsicherer geworden sei. Deutlich verstärkt hätten sich die sozialen Ängste seit dem Beginn seines Studiums.

Psychodynamische Überlegungen

Die insgesamt phobische, verwöhnende und auf vertraute Beziehungen ausgerichtete Familienstruktur hatte für Herr K. eine beeinträchtigte Autonomieentwicklung zur Folge. Die aufgrund ihrer belastenden Lebenserfahrungen ängstliche Mutter übertrug ihre Sicht der Welt als potenziell sehr gefährlich auf den Patienten, sodass Herr K. keine ausreichend stabilen, Sicherheit gebenden und potenten Objektrepräsentanzen entwickeln konnte. Dies hatte labile Selbstrepräsentanzen zur Folge. Bei einer Trennung von vertrauten Objekten (wie im Kindergarten) entsteht eine Selbstverlustangst, die der Patient auf soziale Situationen externalisiert. Aggressive Impulse scheinen in der Familie nicht existent bzw. werden auf fremde Menschen projiziert. Herr K. konnte kaum stabile und progressive Angstbewältigungsmechanismen entwickeln, was auch seine Selbstwertentwicklung beeinträchtigte. Stattdessen förderte die Mutter mit ihrem anklammernden Verhalten das Vermeidungsverhalten des Patienten. Da die Eltern die Leistungen des Patienten uneingeschränkt für bewundernswert hielten, konnte er zudem kein realistisches und ausgewogenes Selbstbild entwickeln. Der kluge Patient spürte die häufige Diskrepanz zwischen der Reaktion der Eltern und seinen tatsächlichen Leistungen, was zu Kleinheitsbefürchtungen und Minderwertigkeitsgefühlen führte. Herr K. bleibt auf Anerkennung und Wertschätzung durch äußere Objekte angewiesen und fürchtet zugleich, diese nicht zu erhalten. Außerhalb der vertrauten Beziehungen von Familie und Verwandtschaft zeigte sich Herr K. oft unsicher, schnell irritierbar und vermutlich auch sozial ungeschickt, sodass er von Gleichaltrigen oft gehänselt und ausgegrenzt wurde. Auch konnte der Patient die Erwartungen des ehrgeizigen Vaters in sportlichen Bereichen nicht erfüllen, was seine Selbstwertzweifel ebenfalls verstärkte. Der Auszug von zu Hause und der Beginn des Studiums bedeuteten einen Verlust an vertrauten und selbstwertstabilisierenden Bezugspersonen sowie eine vielfältige Konfrontation mit „dem Fremden", was den Selbstwertkonflikt des Patienten und dadurch die bereits latente sozialphobische Symptomatik verstärkte.

Der aktuelle Konflikt besteht in einem Selbstwertkonflikt, der phobisch abgewehrt wird und die Autonomieentwicklung des Patienten behindert. Als zentrales Beziehungskonflikt-Thema (ZBKT) wurde anhand eines Beziehungsepisoden-Interviews formuliert:

Wunsch: Ich möchte gemocht, ernst genommen, akzeptiert und einbezogen werden.

Gefürchtete Reaktion des Objektes: Oft machen sich andere über mich lustig, werten mich ab, grenzen mich aus oder ignorieren mich.

Reaktion des Subjekts: Ich bin enttäuscht, zweifele an meinem eigenen Wert, werde immer unsicherer, bekomme Angst und ziehe mich zurück.

Diagnose

Soziale Ängste mit starkem Vermeidungsverhalten sowie depressive Verstimmungen bei hysterisch-phobischer Struktur mit zusätzlich bestehenden abhängigen Strukturanteilen auf mittlerem bis höherem Strukturniveau. Selbstwertkonflikte.

ICD-10-Diagnose: Soziale Phobie (F40.1) und depressive Störung, leichte Episode (F32.0).

Psychischer Befund

Der Patient ist bewusstseinsklar. Gedrückte Stimmung, starke innere Anspannung, Antrieb leicht vermindert, eingeschränkte Schwingungsfähigkeit. Kein Hinweis auf inhaltliche oder formale Denkstörungen, keine Suizidalität. Bevorzugte Abwehrmechanismen: Verleugnung, Vermeidung, Verschiebung, Reaktionsbildung, Wendung gegen das Selbst, Projektion, Somatisierung.

Therapieplanung

Beantragt wurde eine tiefenpsychologisch fundierte Kurzzeittherapie von 25 Sitzungen basierend auf dem Konzept der supportiv-expressiven Therapie nach Luborsky (SET). Der Fokus sollte auf die Verknüpfung des zentralen Beziehungskonflikt-Themas (ZBKT) mit der Angstsymptomatik gerichtet werden, um zunächst den zugrunde liegenden Selbstwertkonflikt zu bearbeiten, was zur Reduzierung der sozialen Ängste und des Vermeidungsverhaltens führen sollte. Bei begrenzter Zielsetzung erschien es möglich, im Rahmen der beantragten Kurzzeittherapie eine ausreichende Stabilisierung des Patienten im Hinblick auf die sozialphobische Symptomatik und die damit zusammenhängende depressive Symptomatik zu erreichen. Das Ziel des Patienten war eindeutig auf die Reduzierung seiner sozialen Ängste gerichtet, was nach den Erfahrungen der SET im gewählten Zeitraum erreicht werden kann. Sollte die Kurzzeittherapie nicht ausreichen, ist eine anschließende Umwandlung in eine tiefenpsychologische Langzeittherapie zu prüfen.

Prognose

Herr K. zeigt eine hohe Bereitschaft und Motivation, sich mit belastenden Themen auseinanderzusetzen sowie einen starken Leidensdruck mit Veränderungsmotivation. Herr K. verfügt über eine ausreichende Introspektionsfähigkeit sowie über eine Reihe von Ressourcen: Er hat seit drei Jahren eine stabile Partnerschaft und trainiert in einer Volleyballmannschaft. Dort erlebt sich der Patienten sicherer und die sozialen Ängste treten in diesem Kontext kaum auf. Die Prognose wurde daher hinsichtlich der begrenzten Zielsetzung als ausreichend günstig eingeschätzt.

7.2 Therapieverlauf

Im Paktgespräch informiert die Therapeutin den Patienten umfassend über die Diagnosen sowie über zentrale Elemente der Behandlung, um die Entwicklung einer tragfähigen Arbeitsbeziehung zu unterstützen. Auch fokussiert sie auf die Bedeutung der „Angstformel" und interveniert frühzeitig supportiv, indem sie z. B. sagt: „Wir werden Ihre Angstformel gemeinsam immer wieder auf Ihre Erfahrungen hin überprüfen, die Sie innerhalb und außerhalb unserer Sitzungen machen. Dabei werden wir besonders darauf achten, ob Zusammenhänge zwischen Ihren Ängsten und Ihren Beziehungen zu anderen Menschen bestehen. Im Verlauf werden wir dann schauen, ob wir Ihre Angstformel aufgrund der Erfahrungen, die Sie machen, ergänzen oder auch verändern können." Die Therapeutin fühlt sich berührt und angesichts der inneren Einsamkeit des Patienten auch etwas erschrocken, als Herr K. im Paktgespräch daraufhin antwortet, sie wisse nun mehr über ihn als jeder andere Mensch. Er spreche sonst nicht mit anderen Menschen über sich und seine Probleme.

Herr K. zeigt sich trotz der generalisierten sozialphobischen Symptomatik mit ausgeprägtem Vermeidungsverhalten bereits zu Beginn der Therapie motiviert, sich mit sozialen Situationen zu konfrontieren. So besucht er vor der ersten Therapiesitzung ein Berufsberatungsseminar. Bereits hier kann eine zentrale Ich-Ideal-Pathologie des Patienten deutlich werden: Herr K. fühlt während der Vorstellungsrunde eine starke körpernahe Angst, die sein Denkvermögen auf eine Weise blockiert, dass er die gestellten Fragen erst nicht versteht und dann wieder vergisst. Trotzdem richtet er an sich die Erwartung, etwas Originelles und Schlaues sagen zu müssen sowie den Anspruch, dass ihm keiner die Angst anmerken solle, weil er fürchtet, dass andere sich dann nur aus Mitleid mit ihm „abgeben" würden und nicht, weil man ihn sympathisch und kompetent finde.

Die Therapeutin interveniert Über-Ich-entlastend, die Intervention enthält sowohl supportive, als auch expressive Anteile: „Ich finde, angesichts Ihrer starken Angst sowie der Tatsache, dass Sie solche Situationen bislang vermieden haben, haben Sie das doch ganz passabel gemacht. Mit Ihrem hohen, aus meiner Sicht unmenschlichen Anspruch an sich setzen Sie sich jedoch zusätzlich unter Druck, was Ihre Ängste noch verstärkt." Diese Ich-Ideal-Pathologie zeigt sich im gesamten Behandlungsverlauf für die Entstehung und Aufrechterhaltung der sozialen Ängste des Patienten als sehr zentral. Daher interveniert die Therapeutin im Verlauf immer wieder supportiv, damit Herr K. ein Gespür für angemessene und realistische, an sich selbst gestellte Erwartungen und Anforderungen entwickeln kann.

In die zweite Behandlungsstunde kommt Herr K. erschöpft und angeschlagen wirkend. Er berichtet, dass er nach einem anstrengenden Seminar einen „Zusammenbruch" erlitten habe und „umgefallen" sei. Es sei wohl alles zu viel gewesen: der Stress an der Universität, die neue Wohnsituation in einer Wohngemeinschaft, eine von den Mitbewohnern initiierte Party. Die Therapeutin reagiert in der Gegenübertragung erschrocken und besorgt über die Dekompensation des Patienten, sie interveniert supportiv: „Es ist wichtig, dass wir in Ihrer Therapie ein gutes Maß finden: dass Sie sich fordern, aber nicht überfordern. Das war fürs erste vielleicht ein zu großer Schritt, sich gleich so viel auf einmal vorzunehmen. Ihre Idee von neulich, mit Ihren Mitbewohnern zu kochen, fände ich ein gutes Mittelmaß." Als die Therapeutin Herrn K. bittet, ihr seine Erfahrungen bei der Party zu schildern, fällt ihr seine depressive Verarbeitung auf, was sie auf das ZBKT bezieht: „Sie haben es bei drei Menschen geschafft, dass sich diese für Sie interessiert haben und Sie einbezogen haben – genauso, wie Sie sich das gemäß Ihrer Angstformel wünschen. Einer hat sich so verhalten, wie Sie es befürchten. Mir scheint aber, dass die eine negative Erfahrung für Sie viel mehr zählt als die drei positiven." Dies stimmt Herrn K. nachdenklich, und ihm fallen eine Reihe von anderen Situationen ein, in denen er Misserfolge überwertig bewertete, Erfolge aber für selbstverständlich hielt – und dadurch übersah.

Im weiteren Verlauf berichtet Herr K. immer wieder, dass er soziale Situationen nicht nur als sehr ängstigend, sondern auch als extrem anstrengend erlebt, sodass er sich hinterher ganz ausgelaugt und erschöpft fühle. Dabei wird deutlich, dass Herr K. es allen rechtmachen möchte. So ist Herr K. bei einem Treffen mit Mitstudenten die ganze Zeit damit beschäftigt, was er sagen und fragen kann, damit sich alle wohl fühlen, das Gespräch gut läuft etc. Dazu sagt er: „Ich stelle mich immer ganz auf den anderen ein und habe von mir aus kein Bedürfnis, mich mitzuteilen." Die Therapeutin bezieht sein ZBKT mit ein und interveniert: „Sie haben den Eindruck, nur dann gemocht zu werden, wenn Sie sich ganz auf den anderen einstellen. Kein Wunder, dass Sie soziale Kontakte so anstrengen und auch verunsichern – und dies umso mehr, je mehr Menschen um Sie sind: eine unlösbare Aufgabe, es allen recht zu machen." Und etwas später: „Ihr Blick auf sich selbst – auf Ihre Bedürfnisse, Wünsche, Grenzen – kommt dabei zu kurz. Dabei brauchen wir Menschen ein Gespür für uns selbst, um uns im Kontakt mit anderen ausreichend sicher fühlen zu können."

An dieser Stelle fällt der Behandlerin auf, dass Herr K. auch im Kontakt mit ihr nicht nur angespannt, hektisch und atemlos wirkt, sondern auch angestrengt. Daher erkundigt sie sich, ob er im Gespräch mit ihr ähnliches erlebt. Dies bestätigt Herr K. Auch hier versuche er, sich auf sein Gegenüber einzustellen und das zu erzählen, was die Therapeutin vermutlich hören wolle. Wenn er sich dann beim Sprechen verhaspele, fürchte er, diese könnte ihn ablehnen und denken: „Der ist ja noch blöder als ich dachte." Therapeutin: „Ich vermute, dass Sie gemerkt haben, dass ich mich auch manchmal verspreche oder eine Weile nach den richtigen Worten suche. Ob Sie mich wohl deshalb für eine inkompetente Therapeutin halten?" Hier wirkt Herr K. erleichtert und antwortet: „Nein, bei Ihnen finde ich das nicht schlimm. Ich glaube, ich bin selbst mein schlimmster Kritiker."

Als Herr K. und die Therapeutin am Therapieanfang die Angstformel entwickelten, hatte er deren Vorschlag, er würde auch mit Ärger reagieren, wenn er sich ignoriert oder abgewertet fühle, als unzutreffend abgelehnt. Er werde nie ärgerlich. Im Therapieverlauf schildert Herr K. dann eine Situation, in der er bei einem Treffen mit mehreren Bekannten den Vorschlag zu einem Kinobesuch gemacht habe, auf den niemand so recht eingegangen sei. Hier kann die *„Reaktion des Subjekts"* des ZBKT um einen wichtigen Aspekt erweitert werden: Wenn sich das Gegenüber nicht wie erhofft, sondern wie befürchtet verhält, neigt Herr K. dazu, sein *eigenes* Verhalten in Frage zu stellen und alle Verantwortung bei sich zu suchen, um sich dann noch mehr anzustrengen, den anderen zufriedenzustellen. Therapeutin: „Ich an Ihrer Stelle würde mich ärgern, wenn ich mich einbringe und einen Vorschlag mache, aber niemand reagiert." Um die Mentalisierungsfähigkeit des Patienten zu unterstützen und ihn anzuregen, über nicht ich-bezogene Interpretationsmöglichkeiten dieser interaktionellen Szene nachzudenken, ergänzt sie später: „Ich würde mich aber auch fragen, was mit den anderen los ist, dass sie so reagieren. Vielleicht hatte das auch mit dem konkreten Vorschlag zu tun?" Hierauf fällt Herrn K. ein, dass sich im Laufe des Abends für ihn mehrere angeregte Gespräche ergeben hätten, die so im Kino nicht hätten stattfinden können. Demzufolge sei nicht er abgelehnt worden, sondern lediglich sein Vorschlag, einen Film zu sehen. Die anderen hätten aber schon mit ihm zu tun haben wollen. „Diesen Gedanken finde ich entlastend. Es ist bedrückend, so etwas immer ganz persönlich zu nehmen." In der Therapiestunde danach kann der Patient dann mittels expressiver Interventionen darauf aufmerksam gemacht werden, dass er durchaus mit Ärger reagiert, wenn andere, z. B. Kinder, rücksichtslos behandelt werden, dass er sich dieses Gefühl jedoch nicht gestattet, wenn es um ihn selbst geht.

Im weiteren Verlauf plant Herr K. mit seinen beiden Mitbewohnern eine Einweihungsparty. Herr K. hofft, auf dieser Party neue Menschen kennenzulernen und dadurch seinen eigenen, sehr kleinen Bekanntenkreis zu erweitern. Als dies in der Therapie gemeinsam antizipiert wird, wird deutlich, dass die Beziehung zu Herrn K.s Freundin eine Dynamik aufweist, welche die sozialen Ängste des Patienten sowie sein Vermeidungsverhalten zumindest aufrechterhält, wenn nicht gar mit verursacht und verstärkt. Herr K.

berichtet, dass seine Freundin es vorziehe, am liebsten nur etwas mit ihm alleine zu machen. In Gruppensituationen erwarte sie, dass er sich ausschließlich um sie kümmere, und reagiere mit Eifersucht, wenn der Patient mit anderen spreche. Bei der letzten Einweihungsparty sei seine Freundin die ganze Zeit auf seinem Zimmer geblieben, sodass er dann bald die Party verlassen habe. Auch verunsichere seine Freundin ihn in ihrem Selbstwertgefühl, da sie ihn oft kritisiere. Die Therapeutin reagiert mit Sorge, dass diese Partnerschaft ein bedeutsamer Therapiewiderstand sein könnte und dass die phobisch-kontrollierende Kollusion Veränderungen bei Herr K. erschweren könnte. Um den Widerstand des Patienten nicht zu schnell zu erhöhen, ihn aber auf dieses Problem aufmerksam zu machen, konfrontiert sie Herrn K. folgendermaßen: „So liebenswert Ihre Freundin in vielen Dingen auch ist – an dieser Stelle behindert sie Sie in Ihrem Wunsch, sicherer im Kontakt mit anderen Menschen zu werden.“ Und etwas später: „Da haben Sie es mit Ihrem Wunsch, es allen Recht machen zu wollen, schwer. Wenn Sie es Ihrer Freundin recht machen und auf der Party nur mit ihr sprechen, ist sie zufrieden. Die anderen Gäste finden Sie dann aber vermutlich merkwürdig, was Sie dann in Ihrer Befürchtung bestätigt. Sie selber kommen mit ihrem Wunsch, andere Menschen besser kennenzulernen, zu kurz.“ Dies stimmt Herrn K. nachdenklich („So gesehen kein Wunder, dass das auf andere komisch wirkt.“) und er beschließt, mit seiner Freundin im Vorfeld über seine Wünsche zu sprechen. Vor der Stunde habe er über die anstehende Party gar nicht erst nachdenken wollen. Sowohl die Tendenz des Patienten, sogar die antizipierende, gedankliche Beschäftigung mit sozialen Situationen am liebsten zu vermeiden, bis er unvorbereitet in diese „hineinstolpert“, als auch die o. g. Paardynamik beschäftigen Patient und Therapeutin in der Therapie immer wieder. Im Verlauf wird Herrn K.s Freundin offener für seine sozialen Kontaktwünsche und entwickelt auch zunehmend eigene, nachdem sie realisieren kann, dass Herr K. nicht die Beziehung zu ihr an sich in Frage stellen möchte.

In der mittleren Phase der Therapie – zwischen der 7. und 16. Sitzung – findet gemäß Behandlungsmanual eine Frequenzerhöhung auf zwei Wochenstunden statt. In dieser Phase achtet die Therapeutin verstärkt darauf, dass der Patient Angst auslösende Situationen nach entsprechender Vorbereitung (Denken als Probehandeln, Erarbeiten eines inneren Selbstermutigungsdialogs etc.) aufsucht, um dann seine Erfahrungen in der Therapie zu besprechen sowie auf die Übereinstimmung mit seinem ZBKT zu überprüfen. Für Herrn K. sind dies folgende Angst auslösende Situationen: soziale Kontakte eingehen und intensivieren, sich in einem Seminar beteiligen, eine mündliche Prüfung bewältigen sowie sich für ein Praktikum bewerben.

Zu Beginn dieser Therapiephase kommt Herr K. völlig aufgelöst und verzweifelt in die Therapiesitzung: Er habe sich beim letzten Spiel seiner Volleymannschaft völlig blamiert. Er sei so aufgeregt gewesen, habe „wie der letzte Loser“ gespielt. Er habe sich dann für jeden Fehler ausgiebig entschuldigt und sich laut selbst beschimpft. Nun werde er bestimmt von allen verachtet. Er selber wolle sich am liebsten nie wieder bei seinem Verein sehen lassen. Die Therapeutin macht Herrn K. auf seine überhöhten Anforderungen („Ich will immer gut spielen. Ich darf mir keine Fehler erlauben.“), seine permanenten inneren Selbstabwertungen („Ich tauge nichts!“) sowie sein intensives Schamerleben aufmerksam und versucht, mit ihm einen inneren Selbstermutigungsdialog zur Bewältigung dieser Situation zu entwickeln. Letzteres gelingt nicht ausreichend, da Herr K. in dieser akuten Krise völlig mit seinem „strengen inneren Richter“ identifiziert ist. In der Gegenübertragung fühlt sich die Therapeutin anfangs – vermutlich in Identifikation mit dem Patienten – von den Selbstabwertungen des Patienten wie überrannt, gelähmt und hilflos. Da Herr K. in seinen Selbstabwertungen immer heftiger wird, interveniert die Therapeutin selbstwertschützend: „Das kann und will ich nicht zulassen, dass Sie hier kein gutes Haar an sich lassen. Ich möchte nicht, dass Sie sich hier bei mir selbst so runtermachen.“ Herr K. wird daraufhin etwas ruhiger.

In der nächsten Stunde berichtet Herr K., dass er nun auch gegenüber der Therapeutin starke Schamgefühle verspüre. Er sei beim letzten Mal überhaupt nicht konstruktiv gewesen, und die Therapeutin hätte vor dem Termin bestimmt gedacht: Jetzt kommt dieser nervige Patient schon wieder. Die Therapeutin interveniert erneut supportiv: „Das sehe ich ganz und gar anders. Sie haben am Montag stark an Ihrem eigenen Wert gezweifelt. Zugleich standen Sie unter dem Druck Ihrer hohen Ansprüche. In so einem Zustand kann man nicht konstruktiv und kreativ sein.“ Hierdurch entspannt sich der Patient etwas. Er kann erstmals darüber sprechen, dass er im Studium und beim Sport von vielen überschätzt werde, was ihn weiter unter Druck setze. Wir können daher die *„Reaktion des Objekts“* der Angstformel um diesen wichtigen Aspekt ergänzen: „Die anderen überschätzen mich.“

Im weiteren Verlauf gelingt es dann, einen inneren Selbstermutigungsdialog („Ich spiele Volleyball, weil es mir Spaß macht. Ich darf auch mal Fehler machen, anderen passiert das auch.“) sowie weitere Bewältigungsstrategien zu entwickeln. Auch bereiten Therapeutin und Patient gemeinsam vor, wie Herr K. das Gespräch mit seinen Teamkollegen suchen kann, indem sie seine Ängste, anderen etwas Persönliches von sich mitzuteilen, bearbeiten. Herr K. kommt froh und auch etwas stolz zur nächsten Sitzung: Nach dem er sich geöffnet habe, hätten auch andere Mitspieler über ihren Leistungsdruck und ihre Versagensängste gesprochen. Mithilfe des in der letzten Sitzung Erarbeiteten habe er beim letzten Spiel viel befreiter spielen können – und auch gewonnen. Gemeinsam halten Therapeutin und Patient fest, dass erneut die von ihm erwarteten und gefürchteten *„Reaktionen des Objekts“* aus der Angstformel nicht eingetreten sind.

Im Verlauf wird deutlich, dass die sozialen Ängste des Patienten auch mit der gegenteiligen Erfahrung zusammenhängen: Herr K. wird von seinen

Eltern oft *unterschätzt* in der Weise, dass die Eltern ihm viel abnehmen, Belastendes vorenthalten und oft auch zur Vermeidung auffordern (Umgang mit Behörden, Krankenhausbesuch des Großvaters vermeiden etc.). Dies hat zur Folge, dass Herr K. tatsächlich viele soziale Erfahrungen und Kenntnisse fehlen. Daher exploriert die Therapeutin mit Herrn K. wiederholt sein tatsächliches Verhalten, antizipiert anstehende Ereignisse und thematisiert unrealistische soziale Überzeugungen (z. B: „Wenn man nicht in jeder Situation souverän wirkt, wird man von anderen niedergemacht."), die zunehmend in Frage gestellt werden können.

In der 11. Therapiestunde wird ein anstehender Termin mit einem Professor vorbereitet. Wie in allen sozialen Situationen spielt auch hier die oft geäußerte Überzeugung des Patienten, ganz oft etwas „ganz besonders Dummes" zu sagen und sich ständig zu versprechen, sodass er dann von den anderen für „doof" befunden werde, eine große Rolle. Die Therapeutin interveniert expressiv und deutet dem Patienten die Projektion seiner eigenen Selbstabwertungen auf andere, und erarbeitet auch hierfür einen inneren Selbstermutigungsdialog mit ihm („Das passiert jedem mal. Ich habe nicht nur „Dummes" gesagt.") sowie weitere Bewältigungsmöglichkeiten (eigene Unsicherheit ansprechen etc.). Es gelingt Herrn K. gut, das Erarbeitete umzusetzen, und er merkt überrascht und erleichtert, dass sich auch andere Menschen manchmal unsicher zeigen und fühlen. Diese Erfahrung ermutigt Herrn K., weitere soziale Situationen aufzusuchen, bei denen er sich von Interaktionspartnern gemocht, akzeptiert und einbezogen erlebt – sein Wunsch aus der Angstformel sich also ebenfalls erfüllt. Durch genauere Exploration seiner sozialen Erfahrungen wird jedoch auch deutlich, dass Herr K. seine inneren Selbstermutigungsdialoge oft selber wirkungslos macht, indem er für alles ein Gegenargument findet, wie z. B. „Du darfst dich aber nicht versprechen". Daher bearbeitet die Therapeutin weiter mit supportiven und expressiven Interventionen die überhöhten Anforderungen des Patienten an sich selbst.

Immer wieder hat der Patient Phasen, in denen er soziale Kontakte als überaus anstrengend erlebt. Herr K. zieht sich wieder viel zurück und vertritt die Überzeugung, eigentlich ein Einzelgänger zu sein ohne jegliche Kontaktwünsche. Er sagt mehrere Verabredungen kurzfristig ab und hält sich nicht an getroffene Vereinbarungen, wie seiner neuen Mitbewohnerin beim Zimmerstreichen zu helfen. Hierdurch kann ein weiterer Aspekt seiner Beziehungsstörung deutlich werden: Herr K. grenzt sich oft selber aus, in dem er sich unzuverlässig und unverbindlich gibt. Nachvollziehbare Reaktionen seiner Mitmenschen wie Irritation, zunehmenden Ärger und Rückzug hat Herr K. bisher als Bestätigung seines negativen Selbstbildes aufgefasst. Nun kann er diese als verständliche Reaktion auf sein eigenes Verhalten verstehen, was ihn nachdenklich stimmt. Dieser Aspekt seiner Beziehungsstörung reinszeniert sich etwas später auch in der therapeutischen Beziehung: Herr K. sagt zwei Behandlungsstunden kurz hintereinander missverständlich per

SMS ab. In der Stunde danach erwähnt Herr K. dies nicht von sich aus, zeigt sich dann keiner Verantwortung bewusst. Die Therapeutin konfrontiert ihn mit ihrem Ärger darüber. Auch hierdurch können die Schwierigkeiten des Patienten, kontinuierlich und verlässlich in Beziehung zu bleiben, seine Vermeidung einer direkten Kontaktaufnahme sowie die interpersonellen Folgen dessen bearbeitet werden.

In der 17. Sitzung überprüfen Herr K. und die Therapeutin gemäß Behandlungsmanual die am Anfang der Therapie gemeinsam formulierte Angstformel anhand der von ihm bisher gemachten Erfahrungen. Der *„Wunsch"* des Patienten bleibt unverändert: Ich möchte gemocht, akzeptiert, ernst genommen und integriert werden. Bezüglich der anderen beiden Aspekte wünscht Herr K. jedoch eine Umformulierung. Die *„Reaktion des Objektes"* heißt nun: Manche Menschen reagieren ganz positiv auf mich. Bei anderen befürchte ich, dass diese negativ auf mich reagieren könnten. *Reaktion des Subjekts:* Manchmal trage ich dazu bei, positiv behandelt und gemocht zu werden. Manchmal trage ich dazu bei, negativ behandelt und als distanziert erlebt zu werden.

Im Laufe der Therapie werden die bereits deutlich gewordenen Aspekte vertiefend bearbeitet. So geht es um das Durcharbeiten der Ängste des Patienten vor einer anstehenden mündlichen Prüfung; angemessene Bewältigungsmöglichkeiten werden erarbeitet und die Ich-Ideal-Pathologie des Patienten kann bearbeitet werden, als er auf die gut bestandene Prüfung dennoch mit Unzufriedenheit und Selbstkritik reagiert.

Zudem kommen der Wunsch, aber auch die Schwierigkeit des Patienten, persönlichere Beziehungen einzugehen, verstärkt in den Sitzungen ins Gespräch. Hierbei spielen die überzogene Sorge des Patienten, bereits durch ein Kontaktangebot seinerseits von seinem Gegenüber als aufdringlich erlebt zu werden, sein Selbstbild, uninteressant und nicht liebenswert zu sein sowie seine Angst vor Zurückweisung eine große Rolle. Es zeigt sich aber auch, dass Herr K. wenig innere Vorstellung davon hat, wie das überhaupt gehen kann, dass aus einem oberflächlichen Kontakt eine persönlichere Beziehung wird. Die Therapeutin unterstützt den Patienten durch gemeinsames Ausfantasieren darin, seine sozialen Fähigkeiten zu erweitern sowie auszuprobieren, sich persönlicher mitzuteilen. Letzteres gelingt erst nach einiger Widerstandsarbeit. Dann aber ist Herr K. überrascht darüber, wie gut er mit seinen Mitbewohnern ins Gespräch kommen konnte und dass dadurch seine Beziehungen näher und bezogener geworden sind. Erneut gelingt die Realisierung seines Beziehungswunsches, der im ZBKT formuliert wurde.

Kurz vor dem Ende der Therapie ändert sich die langjährige Familiendynamik durch eine schwere Nierenerkrankung des Vaters. Die Mutter reagiert auf die Erkrankung ihres Ehemannes mit einer Zunahme ihrer phobischen Unselbständigkeit. Nun muss Herr K. vieles übernehmen und spricht mit

Ärzten und Mitarbeitern der Krankenkasse. Herr K. steht dadurch zwar unter großem Druck. Er ist aber auch überrascht davon, wie gut er diese Gespräche meistert, wie viele positive Rückmeldungen er erhält und dass er sich in diesen sozialen Situationen tatsächlich zunehmend sicherer fühlt. Er merkt ebenfalls, wie die Tendenz des Vaters, ihm wenig zuzutrauen, ihn in einer Unselbständigkeit gehalten hat. Durch diese Erkenntnis beginnt Herr K. nun, sich gegen väterliche Kontrollversuche und sein mangelndes Zutrauen in seine Fähigkeiten zur Wehr zu setzen. Die Therapeutin begleitet und bestätigt den Patienten bei seinen o. g. Erfahrungen und Einsichten und weist ihn darauf hin, dass er nun auch ihre therapeutische Unterstützung zunehmend weniger benötigt.

Im Abschlussgespräch berichtet Herr K., wie überrascht er sei, wie viel sich für ihn durch die Therapie verändert habe. Auch wenn es immer noch Situationen gebe, in denen er aufgeregt sei, fühle er sich insgesamt sicherer in sozialen Situationen und vermeide deutlich weniger. Er freue sich über die vielen Begegnungen mit anderen Menschen sowie seine enger gewordenen Beziehungen und neu entstandenen Freundschaften. Nun sei er ganz gespannt auf sein bald beginnendes Referendariat. Die Angstformel ergänzt Herr K. dahingehend, dass es ihm inzwischen leichter falle, positive Rückmeldungen anzunehmen, statt diese wie früher durch eigene Selbstabwertungen zu entkräften.

7.3 Fazit zur Therapie

Der Selbstwertkonflikt des Patienten sowie sein Vermeidungsverhalten haben sich im Rahmen der Kurzzeittherapie ausreichend gut bearbeiten lassen. Am Ende der Behandlung lag nur noch eine gering ausgeprägte sozialphobische Symptomatik vor. Die depressive Symptomatik hatte sich ganz zurückgebildet. Herr K. hat ein ausreichend gutes Verständnis dafür entwickeln können, wie seine sozialen Ängste mit seinen Beziehungswünschen, -befürchtungen und eigenen Verhaltensweisen sowie mit seiner Neigung zu perfektionistischen Ansprüchen und Selbstzweifeln zusammenhängen. Aufgrund der hohen Motivation des Patienten, seiner Introspektionsfähigkeit sowie seiner Ressourcen konnte Herr K. das in der Therapie Erarbeitete oft gut umsetzen. Die Neigung des Patienten zum Verleugnen, Bagatellisieren und Vermeiden erschwerte den Therapieverlauf manchmal. Eine Umwandlung der Kurzzeittherapie in eine tiefenpsychologische Langzeittherapie wurde von Herr K. aufgrund der Symptomverringerung sowie seines bald anstehenden Wohnortwechsels (Abschluss des Studiums) nicht für notwendig erachtet und schien auch aus der Sicht der Therapeutin aktuell nicht indiziert.

8 Ausblick

Dieses Manual zur psychodynamischen Behandlung der Sozialen Phobie basiert auf den Prinzipien der SET von Luborsky (1995). Die SET ist spezifisch adaptiert für die Soziale Phobie unter Bezug auf Beiträge von Gabbard (1992), Fonagy (1998), Crits-Christoph et al. (1995), König (1981) und Hoffmann (1999, 2002, 2003). Insbesondere wurden die von Hoffmann vorgeschlagenen Behandlungsprinzipien (Hoffmann, 1999, 2002, 2003) in das Behandlungsmanual integriert. In mancher Hinsicht kann die Behandlung direktiver sein als es die SET üblicherweise ist. Das bezieht sich insbesondere auf die oben beschriebenen Präskriptionen. Allerdings steht es in Einklang mit Freuds (1919) Empfehlungen für die Behandlung der Phobie, den Patienten zu ermutigen, sich aktiv mit der Angst auslösenden Situation auseinanderzusetzen, anstatt sie zu vermeiden. Für die Behandlung von Zwängen gab Freud (1919) ähnliche Empfehlungen.

Für psychodynamisch trainierte Therapeuten ist es möglich, das Manual und seine Prinzipien adäquat nach einer relativ kurzen Trainingsperiode zu nutzen. Für die Behandlung der Generalisierten Angststörung mit SET empfehlen Crits-Christoph et al. (1995) mindestens vier Trainingsfälle. Dies stimmt überein mit den Erfahrungen, die wir in eigenen Studien zur Behandlung der Generalisierten Angststörung und der Sozialen Phobie mit SET gemacht haben. Für die Bestimmung von Adherence (Manualtreue) und Kompetenz in der SET liegt eine Ratingskala vor (Penn Adherence and Competence Scale for Supportive-Expressive Therapy, PACS-SE; Luborsky, 1995; Barber & Crits-Christoph, 1996). Für die Behandlung der Sozialen Phobie ist die Skala von den Autoren adaptiert worden, indem störungsspezifische Items hinzugefügt wurden.

Es sei nochmals darauf hingewiesen, dass dieses Manual speziell für die Behandlung von Patienten entwickelt worden ist, deren primäre Diagnose die einer Sozialen Phobie ist. Obwohl auch schwere psychische Störungen (z. B. Borderline-Persönlichkeitsstörung) mit SET behandelt werden können (Luborsky, 1995), ist die hier vorgestellte Behandlung möglicherweise nicht angemessen für Patienten mit schweren komorbiden Persönlichkeitsstörungen (z. B. narzisstische oder Borderline- Persönlichkeitsstörung). Für die Behandlung solcher Patienten sind Modifikationen erforderlich, die ein stärkeres Gewicht auf die supportiven Behandlungselemente der SET legen (Luborsky, 1995). Die Behandlung ist als Kurzzeitbehandlung mit bis zu 25 + 5 Sitzungen konzeptualisiert und wurde in diesem Setting wissenschaftlich geprüft (Leichsenring et al., 2013). Allerdings sind in der Praxis bei entsprechender Indikation auch längere Behandlungen denkbar, auch mit längeren Abschnitten höherfrequenter (zweistündiger) Therapie oder in Kombination mit Medikation. Einzelne Elemente lassen sich auch in der stationären Therapie einsetzen.

Klinische Erfahrungen und eine abgeschlossene multizentrische randomisiert-kontrollierte Psychotherapievergleichsstudie haben gezeigt, dass viele Patienten mit Sozialer Phobie von den hier beschriebenen Behandlungsprinzipien profitieren. Die Etablierung von psychodynamischer Therapie als einer evidenzbasierten Behandlung für einen breiten Bereich psychischer Störungen wird durch einen Mangel an angemessenen Behandlungsmanualen behindert. Unser Ziel war es, diese Lücke für eine häufige und beeinträchtigende Störung zu füllen, die traditionellerweise von der Psychoanalyse eher vernachlässigt wird. Wir hoffen daher, dass die Verbreitung der vorgestellten Behandlung sowohl klinische als auch Forschungsaktivitäten in der Zukunft stimulieren wird.

9 Literatur

American Psychiatric Association (1980). *Diagnostic and Statistical Manual of Mental Disorders, 3rd edition (DSM-III).* Washington, DC: American Psychiatric Association.

American Psychiatric Association (2013). *Diagnostic and Statistical Manual of Mental Disorders, Fifth Edition.* Arlington, VA: American Psychiatric Association.

American Psychiatric Association (2015). *Diagnostisches und Statistisches Manual Psychischer Störungen – DSM-5.* (Deutsche Ausgabe herausgegeben von Peter Falkai und Hans-Ulrich Wittchen, mitherausgegeben von Manfred Döpfner et al.) Göttingen: Hogrefe.

Arbeitskreis Operationalisierte Psychodynamische Diagnostik (OPD). (Hrsg.). (2006). *Operationalisierte Psychodynamische Diagnostik OPD-2. Das Manual für Diagnostik und Therapieplanung.* Bern: Hans Huber.

Balint, M., Ornstein, P. H. & Calint, E. (1973). *Fokaltherapie. Ein Beispiel angewandter Psychoanalyse.* Frankfurt: Suhrkamp.

Bandelow, B., Wiltink, J., Alpers, G. W., Benecke, C., Deckert, J., Eckhardt-Henn, A. et al. (2014). *S3-Leitlinie Behandlung von Angststörungen.* Verfügbar unter www.awmf.org/leitlinien.html

Barber, J. & Crits-Christoph, P. (1996). Development of a therapist adherence and competence rating scale for supportive-expressive dynamic psychotherapy: a preliminary approach. *Psychotherapy Research, 6,* 81–94. http://doi.org/10.1080/10503309612331331608

Barber, P., Morse, J. Q., Krakauer, I. D., Chitams, J. & Crits-Christoph, K. (1997). Change in obsessive compulsive and avoidant personality disorders following time-limited supportive-expressive therapy. *Psychotherapy, 34,* 133–143. http://doi.org/10.1037/h0087774

Bellak, L., Hurvich, M. & Gediman, H. (1973). *Ego functions in schizophrenics, neurotics, and normals.* New York: Wiley.

Bergler, E. (1944). A new approach to the therapy of erythrophobia. *Psychoanalytic Quarterly, 13,* 43–59.

Beutel, M. E., Barthel, Y., Haselbacher, A., Leuteritz, K., Zwerenz, R., Imruck, B. H. et al. (2015). *Depressive Störungen bei Krebserkrankungen. Psychodynamische Therapie.* Göttingen: Hogrefe. http://doi.org/10.1026/02713-000

Beutel, M. E., Rasting, M., Stuhr, U., Rüger, B. & Leuzinger-Bohleber, M. (2004). Assessing the impact of psychoanalyses and long-term psychoanalytic therapies on health care utilization and costs. *Psychotherapy Research, 14,* 146–160. http://doi.org/10.1093/ptr/kph014

Beutel, M. E., Stark, R., Pan, H., Silbersweig, D. & Dietrich, S. (2010). Changes of brain activation pre-post short-term psychodynamic inpatient psychotherapy: An fMRI study of panic disorder patients. *Psychiatry Research – Neuroimaging, 184,* 96–104. http://doi.org/10.1016/j.pscychresns.2010.06.005

Beutel, M. E., Weißflog, G., Leuteritz, K., Wiltink, J., Haselbacher, A., Ruckes, C. et al. (2014). Efficacy of Short-term Psychodynamic Psychotherapy (STPP) with Depressed Breast Cancer Patients: Results of a Randomized, Controlled, Multicenter Trial. *Annals of Oncology, 25,* 378–384.

Blanck, G. & Blanck, R. (1981). *Angewandte Ich-Psychologie.* Stuttgart: Klett-Cotta.

Blanco, C. et al. (2010). A placebo-controlled trial of phenelzine, cognitive behavioral group therapy, and their combination for social anxiety disorder. *Archives of General Psychiatry, 67,* 286–295. http://doi.org/10.1001/archgenpsychiatry.2010.11

Bögels, S.M., Wijts, P., Oort, F.J. & Sallaerts, S.J. (2014). Psychodynamic Psychotherapy versus Cognitive Behavior Therapy for social anxiety disorder: An efficacy and partial effectiveness trial. *Depression and Anxiety, 3,* 363–73. http://doi.org/10.1002/da.22246

Borkovec, T.D. (1994). The nature, function and origins of worry. In G.C.L. Davey & F. Tallis (Eds.), *Worrying: Perspective on theory, assessment and treatment.* New York: Wiley.

Bowlby, J. (1975). *Bindung.* Frankfurt am Main: Fischer.

Bowlby, J. (1976). *Trennung.* Frankfurt am Main: Fischer.

Bowlby, J. (1983). *Trauer, Verlust und Depression.* Frankfurt am Main: Fischer.

Bowlby, J. (1988). *A secure base: Clinical applications of attachment theory.* London: Routledge.

Bruce, S.E., Yonkers, K.A., Otto, M.W., Eisen, J.L., Weisberg, R.B., Pagano, M. et al. (2005). Influence of psychiatric comorbidity on recovery and recurrence in generalized anxiety disorder, social phobia, and panic disorder: a 12-year prospective study. *American Journal of Psychiatry, 162* (6), 1179–1187.

Clark, D.M. & Wells, A. (1995). A cognitive model of social phobia. In R.G. Heimberg, M.R. Liebowitz, D.A. Hope & F.R. Schneier (Eds), *Social phobia: Diagnosis, assessment, and treatment* (pp. 69–93). New York: Guilford.

Collegium Internationale Psychiatriae Scalarum (CIPS). (2015). LSAS – Liebowitz Social Anxiety Scale. In Collegium Internationale Psychiatriae Scalarum (Hrsg.), *Internationale Skalen für Psychiatrie* (6., überarb. und erw. Aufl., S. 307–315). Göttingen: Beltz Test GmbH.

Connolly, M.B., Crits-Christoph, P., Shappell, S., Barber, J.P., Luborsky, L. & Shaffer, C. (1999). Relation of transference interpretation to outcome in the early sessions of brief supportive-expressive psychotherapy. *Psychotherapy Research, 9,* 485–495. http://doi.org/10.1093/ptr/9.4.485

Connor, K.M., Kobak, K.A., Churchill, L.E., Katzelnick, D. & Davidson, J.R. (2001). Mini-SPIN: A brief screening assessment for generalized social anxiety disorder. *Depression and Anxiety, 14,* 137–140. http://doi.org/10.1002/da.1055

Cox, B.J., Fleet, C. & Stein, M.B. (2004). Self-criticism and social phobia in the US national comorbidity survey. *Journal of Affective Disorders, 82,* 227–234. http://doi.org/10.1016/j.jad.2003.12.012

Crits-Christoph, P., Connolly, M.B. & Shaffer, C. (1999). Reliability and base rates of interpersonal themes in narratives from psychotherapy sessions. *Journal of Clinical Psychology, 55,* 1227–1242. http://doi.org/10.1002/(SICI)1097-4679(199910)55:10<1227::AID-JCLP5>3.0.CO;2-S

Crits-Christoph, P., Connolly Gibbons, M.B., Narducci, J., Schamberger, M. & Gallop, R. (2005). Interpersonal problems and the outcome of interpersonally oriented psychodynamic treatment of GAD. *Psychotherapy: Theory, Research, Practice, Training, 42* (2), 211–224.

Crits-Christoph, P., Crits-Christoph, K., Wolf-Palacio, D., Fichter, M. & Rudick, D. (1995). Brief supportive-expressive psychodynamic therapy for generalized anxiety disorder. In J.P. Barber & P. Crits-Christoph (Eds.), *Dynamic therapies for psychiatric disorders (Axis I)* (pp. 43–83). New York: Basic Books.

Crits-Christoph, P., Luborsky, L., Dahl, L., Popp, C., Mellon, J. & Mark, D. (1988). Clinicians can agree in assessing relationship patterns in psychotherapy. The Core Conflictual Relationship Theme method. *Archives of General Psychiatry, 45,* 1001–1004. http://doi.org/10.1001/archpsyc.1988.01800350035005

Crits-Christoph, P., Siqueland, L., Blaine, J., Frank, A., Luborsky, L., Onken, L. S. et al. (1999). Psychosocial treatments for cocaine dependence, National Institute on Drug Abuse Collaborative Cocaine Treatment Study. *Archives of General Psychiatry, 56,* 493–502.

Crits-Christoph, P., Siqueland, L., McCalmont, E., Weiss, R. D., Gastfriend, D. R., Frank, A. et al. (2001). Impact of psychosocial treatments on associated problems of cocaine-dependent patients. *Journal of Consulting and Clinical Psychology, 69,* 825–830. http://doi.org/10.1037/0022-006X.69.5.825

Cutler, J. L., Goldyne, A., Markowitz, J. C., Devlin, M. J. & Glick, R. A. (2004). Comparing cognitive behavior therapy, interpersonal psychotherapy, and psychodynamic psychotherapy. *American Journal of Psychiatry, 161,* 1567–1573. http://doi.org/10.1176/appi.ajp.161.9.1567

Dally, A., Falck, O., Ferrari, T., Leichsenring, F., Rabung, S. & Streeck, U. (2005). Soziale Ängste in einer klinischen Population. *Psychotherapie Psychosomatik Medizinische Psychologie, 55,* 169–176. http://doi.org/10.1055/s-2004-834631

Davidson, J . R., Foa, E., Huppert, J. D., Keefe, F. J., Frankling, M. E., Compton, J. S. et al. (2004). Fluoxetine, comprehensive cognitive behavioral therapy, and placebo in generalized social phobia. *Archives of General Psychiatry, 61,* 1005–1013. http://doi.org/10.1001/archpsyc.61.10.1005

Diguer, L., Barber, J. P. & Luborsky, L. (1993). Three concomitants, personality disorders, psychiatric severity, and outcome of psychodynamic therapy of major depression. *American Journal of Psychiatry, 150,* 1146–1248.

Dilling, H., Mombour, W. & Schmidt, M. H. (1991). *Internationale Klassifikation psychischer Störungen ICD 10 Kapitel 5 (F). Klinisch-diagnostische Leitlinien.* Bern: Huber.

Eckert, R., Luborsky, L., Barber, J. & Crits-Christoph, P. (1990). The narratives and CCRTs of patients with major depression. In L. Luborsky & P. Crits-Christoph (Eds.), *Understanding transference* (pp. 222–234). New York: Basic Books.

Eng, W., Heimberg, R. G., Hart, T., Schneider, F. R. & Liebowitz, M. R. (2001). Attachment in individuals with social anxiety disorder. *Emotion, 1,* 365–380. http://doi.org/10.1037/1528-3542.1.4.365

Ermann, M. (2012). *Angst und Angststörungen. Psychoanalytische Konzepte.* Stuttgart: Kohlhammer.

Fehm, L., Beesdo, K., Jacobi, F. & Fiedler, A. (2008). Social anxiety disorder above and below the diagnostic threshold: prevalence, comorbidity and impairment in the general population. *Social Psychiatry and Psychiatric Epidemiology, 43,* 257–265. http://doi.org/10.1007/s00127-007-0299-4

Fenichel, O. (1941). *Problems of psychoanalytic technique.* New York: Psychoanalytic Quarterly Inc.

Fenichel, O. (1975). *Psychoanalytische Neurosenlehre* (Bd. 2). Freiburg i. Br.: Walter.

Fonagy, P. (1998). An attachment theory approach to the treatment of the difficult patient. *Bulletin of the Menninger Clinic, 62,* 147–169.

Fonagy, P. & Target, M. (2005). Bridging the transmission gap: an end to an important mystery of attachment research? *Attachment & Human Development, 7,* 333–343.

Fresco, D. M., Coles, M. E., Heimberg, R. G., Liebowitz, M. R., Hami, S., Stein, M. B. et al. (2001). The Liebowitz Social Anxiety Scale: a comparison of the psychometric properties of self-report and clinician-administered formats. *Psychological Medicine, 31,* 1025–1035.

Freud, A. (1936). *Das Ich und die Abwehrmechanismen.* Wien: Internationaler Psychoanalytischer Verlag.

Freud, S. (1895). Über die Berechtigung von der Neurasthenie einen bestimmten Symptomkomplex als „Angstneurose“ abzutrennen. In S. Freud, *Gesammelte Werke,* (Bd. 1, S. 315–342). Frankfurt am Main: Fischer.

Freud, S. (1900). *Die Traumdeutung* (Gesammelte Werke, Bd. 2–3). Frankfurt am Main: Fischer.

Freud, S. (1913). Zur Einleitung der Behandlung. In S. Freud, *Gesammelte Werke* (Bd. 8, S. 453–478). Frankfurt am Main: Fischer.

Freud, S. (1914). Erinnern, Wiederholen, Durcharbeiten. In S. Freud, *Gesammelte Werke* (Bd. 10, S. 126–136). Frankfurt am Main: Fischer.

Freud, S. (1919). Wege der psychoanalytischen Therapie. In S. Freud, *Gesammelte Werke* (Bd. 12, S. 183–194). Frankfurt am Main: Fischer.

Freud, S. (1959). Inhibitions, symptoms and anxiety. In J. Strachey (Ed. & Trans.), *The standard edition of complete psychological works of Sigmund Freud* (Vol. 20, pp. 75–176). London: Hogarth Press. (Original work published 1926)

Furmark, T., Fredrikson, M., Garpenstrand, H., Langström, B., Marteinsdottir, I., Oreland, L. et al. (2004). Serotonin transporter polymorphism related to amygdala excitability and symptom severity in patients with social phobia. *Neuroscience Letter, 362,* 189–192.

Gabbard, G. O. (1992). Psychodynamics of panic disorder and social phobia. *Bulletin of the Menninger Clinic*, 56 (Suppl. A), A3-A13.

Gabbard, G. O. (2000). *Psychodynamic psychiatry in clinical practice* (3rd ed.). Washington, DC: American Psychiatric Press.

Garner, D. M., Rockert, W., Davis, R., Garner, M. V., Olmsted, M. P. & Eagle, M. (1993). Comparison of cognitive-behavioral and supportive-expressive therapy for bulimia nervosa. *American Journal of Psychiatry, 150,* 37–46. http://doi.org/10.1176/ajp.150.1.37

Gedo, J. E. (1991). Challenge, apraxia, and avoidance. *Psychoanalytic Inquiry, 11,* 284–295. http://doi.org/10.1080/07351699109533859

Gilbert, P. (1989). *Human nature and suffering.* Hillsdale, NJ: Lawrence Erlbaum Associates.

Gill, M. M. (1951). Ego psychology and psychotherapy. *Psychoanalytic Quarterly, 20,* 60–71.

Gould, R. A., Buckminster, S., Pollack, M. H., Otto, M. W. & Yap, L. (1997). Cognitive-behavioral and pharmacological treatment for social phobia: a meta-analysis. *Clinical Psychology, 4,* 291–306. http://doi.org/10.1111/j.1468-2850.1997.tb00123.x

Grant, B. F., Hasin, D. S., Blanco, C., Stinson, F. S., Chou, S. P., Goldstein, R. B. et al. (2005). The epidemiology of social anxiety disorder in the United States: results from the National Epidemiologic Survey on Alcohol and Related Conditions. *Journal of Clinical Psychiatry, 66* (11), 1351–1361.

Greenson, R. R. (1965). The problem of working through. In M. Schur (Ed.), *Drives, affects and behaviour.* New York: International University Press.

Greenson, R. R. (1981). *Technik und Praxis der Psychoanalyse.* Stuttgart: Klett-Cotta.

Hartmann, H. (1939). *Ich-Psychologie und Anpassungsproblem.* Stuttgart: Klett.

Heigl-Evers, A. & Ott, J. (Hrsg.). (2003). *Die psychoanalytisch-interaktionelle Methode.* Göttingen: Vandenhoeck & Ruprecht.

Heimberg, R. G., Holt, C. S., Schneier, F. R., Spitzer, R. L. & Liebowitz, M. L. (1993). The issue of subtypes in the diagnosis of social phobia. *Journal of Anxiety Disorder, 7,* 249–269. http://doi.org/10.1016/0887-6185(93)90006-7

Heinrichs, N., Stangier, U., Gerlach, A. L., Willutzki, U. & Fydrich, T. (2010). *Evidenzbasierte Leitlinie zur Psychotherapie der Sozialen Angststörung.* Göttingen: Hogrefe.

Hilgers, M. (1997). *Scham: Gesichter eines Affekts*. Göttingen: Vandenhoeck & Ruprecht.

Hirsch, C. R., Clark, D. M., Mathews, A. & Williams, R. (2003). Self-images play a causal role in social phobia. *Behavior Research and Therapy, 41,* 909–21. http://doi.org/10.1016/S0005-7967(02)00103-1

Hirsch, C. R., Meynen, T. & Clark, D. M. (2004). Negative self-imagery in social anxiety contaminates social interactions. *Memory, 12,* 496–506. http://doi.org/10.1080/09658210444000106

Hoffmann, S. O. (1999). Die phobischen Störungen. Eine Übersicht zum gegenwärtigen Verständnis ihrer Psychodynamik und Hinweise zur Psychotherapie. *Forum der Psychoanalyse, 15,* 237–252. http://doi.org/10.1007/s004510050064

Hoffmann, S. O. (2002). Die Psychodynamik der Sozialen Phobien. Eine Übersicht mit einem ersten „Leitfaden" zur psychoanalytisch orientierten Psychotherapie. *Forum der Psychoanalyse, 18,* 51–71. http://doi.org/10.1007/s00451-002-0115-4

Hoffmann, S. O. (2003). Soziale Ängste: Die psychodynamische Perspektive in Konzeptbildung und Behandlungsansätzen. *Psychotherapie im Dialog, 4,* 32–41. http://doi.org/10.1055/s-2003-37613

Hoffmann, S. O. (2008). *Psychodynamische Therapie von Angststörungen. Einführung und Manual für die kurz- und mittelfristige Therapie*. Stuttgart: Schattauer.

Hoffmann, S. O. & Eckhardt-Henn, A. (2001). Dissoziation und Angst. Zum Stand der wechselseitigen Beziehung der beiden psychischen Bedingungen. *Persönlichkeitsstörungen, 5,* 28–39.

Horowitz, M. (1976). *Stress response syndromes*. New York: Aronson.

Izgic, F., Akyuz, G., Dogan, O. & Kugu, N. (2004). Social phobia among university students and its relation to self-esteem and body image. *Canadian Journal of Psychiatry, 49,* 630–634.

Jacobsen, N. S. & Truax, P. (1991). Clinical significance: A statistical approach in defining meaningful change in psychotherapy research. *Journal of Consulting and Clinical Psychology, 59,* 12–19. http://doi.org/10.1037/0022-006X.59.1.12

Jakobsen, T., Rudolf, G., Brockmann, J., Eckert, J., Huber, D., Klug, G. et al. (2007). Results of psychoanalytic long-term therapy in specific diagnostic groups: improvement in symptoms and interpersonal relationships. *Zeitschrift für Psychosomatische Medizin und Psychotherapie, 53,* 87–110.

Joraschky, P. (1998). Psychodynamische Therapie der Sozialphobie. In H. Katschnig, U. Demal & J. Windhaber (Hrsg.), *Wenn Schüchternheit zur Krankheit wird* (S. 105–118). Wien: Facultas.

Katzelnick, D. J. & Greist, J. H. (2001). Social anxiety disorder: an unrecognized problem in primary care. *Journal of Clinical Psychiatry, 62* (Suppl. 1), 11–15.

Keller, M. B. (2003). The lifelong course of social anxiety disorder: a clinical perspective. *Acta Psychiatrica Scandinavica, 108* (Suppl. 417), 85–94. http://doi.org/10.1034/j.1600-0447.108.s417.6.x

Kemper, C. J., Brähler, E. & Zenger, M. (2014). *Psychologische und sozialwissenschaftliche Kurzskalen.* Berlin: MWV Medizinisch Wissenschaftliche Verlagsgesellschaft.

Kent, J. M. & Rauch, S. L. (2003). Neurocircuitry of anxiety disorders. *Current Psychiatry Reports, 5,* 266–273. http://doi.org/10.1007/s11920-003-0055-8

Kessler, R. C. (2003). The impairments caused by social phobia in the general population: implications for intervention. *Acta Psychiatrica Scandinavica, 108* (Suppl. 417), 19–27. http://doi.org/10.1034/j.1600-0447.108.s417.2.x

Kessler, R. C., Chiu, W. T., Demler, O., Merikangas, K. R. & Walters, E. E. (2005). Prevalence, severity, and comorbidity of 12-month DSM-IV disorders in the National Comorbidity Survey Replication. *Archives of General Psychiatry, 62,* 617–627. http://doi.org/10.1001/archpsyc.62.6.617

Kessler, R.C., McGonagle, K.A., Zhao, S., Nelson, C.B., Hughes, M., Eshleman, S. et al. (1994). Lifetime and 12-month prevalence of DSM-III-R psychiatric disorders in the United States. Results from the National Comorbidity Survey. *Archives of General Psychiatry, 51,* 8–19. http://doi.org/10.1001/archpsyc.1994.03950010008002

Kessler, R.C., Petukhova, M., Sampson, N.A., Zaslavsky, A.M. & Wittchen, H.U. (2012). Twelve-month and lifetime prevalence and lifetime morbid risk of anxiety and mood disorders in the United States. *International Journal of Methods in Psychiatric Research, 21,* 169–184.

Knijnik, D.Z., Blanco, C., Salum, G.A., Moraes, C.U., Mombach, C., Almeida, E. et al. (2008). A pilot study of clonazepam versus psychodynamic group therapy plus clonazepam in the treatment of generalized social anxiety disorder. *European Psychiatry, 23,* 567–574. http://doi.org/10.1016/j.eurpsy.2008.05.004

Knijnik, D.Z., Kapczinski, F., Chachamovich, E., Margis, R. & Eizirik, C.L. (2004). Psychodynamic group treatment for generalized social phobia. *Revista Brasileira de Psiquiatria, 26,* 77–81.

Kohut, H. (1966). Forms and transformations of narcissism. *Journal of the American Psychoanalytic Association, 14,* 243–277. http://doi.org/10.1177/000306516601400201

Kohut, H. (1969). *Die Heilung des Selbst.* Frankfurt am Main: Suhrkamp.

König, K. (1981). *Angst und Persönlichkeit. Anwendungen des Konzepts vom steuernden Objekt.* Göttingen: Vandenhoeck & Ruprecht.

König, K. (1997). *Self-analysis for analysts.* London: Jessica Kingsley Publishers.

König, K. (2005). *Abstinenz, Neutralität und Transparenz in psychoanalytisch orientierten Therapien.* Stuttgart: Klett-Cotta.

König, K. (2007). *Transfer – Von der Psychotherapie in den Alltag.* Stuttgart: Klett-Cotta.

Kopta, S.M., Howard, K.I., Lowry, J.L. & Beutler, L.E. (1994). Patterns of symptomatic recovery in psychotherapy. *Journal of Consulting and Clinical Psychology, 62,* 1009–1016. http://doi.org/10.1037/0022-006X.62.5.1009

Kruse, J. & Herzog, W. (2012). *Zwischenbericht des Gutachtens „Zur ambulanten psychosomatischen/psychotherapeutischen Versorgung in der kassenärztlichen Versorgung in Deutschland – Formen der Versorgung und ihre Effizienz".* Zugriff am 18.03.2015. Verfügbar unter http://www.kbv.de/media/sp/Gutachten_Psychosomatik_Zwischenbericht.pdf

Lambert, M.J., Whipple, J.L., Vermerrsch, D.A., Smart, D.W., Hawkins, E.J., Nielsen, S.L. et al. (2002). Enhancing psychotherapy via providing feedback on client progress: a replication. *Clinical Psychology and Psychotherapy, 9,* 91–103. http://doi.org/10.1002/cpp.324

Leichsenring, F., Beutel, M.E. & Leibing, E. (2008). Psychoanalytisch-orientierte Fokaltherapie der sozialen Phobie: Ein Behandlungsmanual auf der Grundlage der supportiv-expressiven Therapie Luborskys. *Psychotherapeut, 53,* 185–197. http://doi.org/10.1007/s00278-007-0573-7

Leichsenring, F., Hoyer, J., Beutel, M., Herpertz, S., Hiller, W., Irle, E. et al. (2009a). The Social Phobia Psychotherapy Research Network (SOPHO-NET) – The first multi-center randomized controlled trial of psychotherapy for social phobia: rationale, methods and patient characteristics. *Psychotherapy and Psychosomatics, 78,* 35–41.

Leichsenring, F. & Salzer, S. (2014a). A unified protocol for the transdiagnostic psychodynamic treatment of anxiety disorders – an evidence-based approach. *Psychotherapy, 51* (2), 224–245.

Leichsenring, F. & Salzer, S. (2014b). *Generalisierte Angststörung – Psychodynamische Therapie*. Göttingen: Hogrefe.

Leichsenring, F., Salzer, S., Beutel, M.E., Consbruch, K. von, Herpertz, S., Hiller, W. et al. (2009b). SOPHO-NET – Forschungsverbund zur Psychotherapie der Sozialen Phobie. *Psychotherapie Psychosomatik Medizinische Psychologie, 59,* 117–123. http://doi.org/10.1055/s-0029-1202277

Leichsenring, F., Salzer, S., Beutel, M.E., Herpertz, S., Hiller, W., Hoyer, J. et al. (2013). Psychodynamic therapy and cognitive-behavioral therapy in social anxiety disorder – a multi-center randomized controlled trial. *American Journal of Psychiatry, 170,* 759–767.

Leichsenring, F., Salzer, S., Beutel, M.E., Herpertz, S., Hiller, W., Hoyer, J. et al. (2014). Long-term outcome of psychodynamic therapy and cognitive therapy in social anxiety disorder. *American Journal of Psychiatry, 171,* 1074–1082. http://doi.org/10.1176/appi.ajp.2014.13111514

Leichsenring, F., Salzer, S., Jaeger, U., Kächele, H., Kreische, R., Leweke, F., Rüger, U., Winkelbach, C. & Leibing, E. (2009c). Short-term psychodynamic psychotherapy and cognitive-behavioral therapy in generalized anxiety disorder: a randomized, controlled trial. *American Journal of Psychiatry, 166* (8), 875–881. http://doi.org/10.1176/appi.ajp.2009.09030441

Liebowitz, M.R. (1987). Social Phobia. *Modern Problems of Pharmacopsychiatry, 22,* 141–173. http://doi.org/10.1159/000414022

Linehan, M. (1996). *Trainingsmanual zur Dialektisch-Behavioralen Therapie der Borderline-Persönlichkeitsstörung*. München: CIP-Medien.

Luborsky, L. (1990a). A guide to the CCRT method. In L. Luborsky & P. Crits-Christoph (Eds.), *Understanding transference* (pp. 15–36). New York: Basic Books.

Luborsky, L. (1990b). The everyday clinical uses of the CCRT. In L. Luborsky & P. Crits-Christoph (Eds.), *Understanding transference* (pp. 211–221). New York: Basic Books.

Luborsky, L. (1990c). The Relationship Anecdotes Paradigm (RAP) Interview as a versatile source of narratives. In L. Luborsky & P. Crits-Christoph (Eds.), *Understanding transference* (pp. 102–113). New York: Basic Books.

Luborsky, L. (1995). *Einführung in die analytische Psychotherapie. Ein Lehrbuch*. Göttingen: Vandenhoeck & Ruprecht.

Luborsky, L. (1996). Onset conditions for psychological and psychosomatic symptoms during psychotherapy: a new theory based on a unique data set. *American Journal of Psychiatry, 153,* 11–23. http://doi.org/10.1176/ajp.153.7.11

Luborsky, L. (2001). The only clinical and quantitative study since Freud of the preconditions for recurrent symptoms during psychotherapy and psychoanalysis. *International Journal of Psychoanalysis, 82,* 1133–1154. http://doi.org/10.1516/XBXL-7WWX-4MUF-38F5

Luborsky, L., Mark, D., Hole, A.V., Popp, C., Goldsmith, B. & Cacciola, J. (1995). Supportive-expressive psychotherapy of depression, a time-limited version. In J.P. Barber & P. Crits-Christoph (Eds.), *Dynamic therapies for psychiatric disorders (Axis I)* (pp. 13–42). New York: Basic Books.

Luborsky, L., Woody, G.E., Hole, A. V & Velleco, A. (1995). Supportive-expressive dynamic psychotherapy for treatment of opiate drug dependence. In J.P. Barber & P. Crits-Christoph (Eds.), *Dynamic therapies for psychiatric disorders (Axis I)* (pp. 131–160). New York: Basic Books.

Luborsky, L., Woody, G.E., McLellan, A.T. & Rosenzweig, J. (1982). Can independent judges recognize different psychotherapies? An experiment with manual-guided therapies. *Journal of Consulting and Clinical Psychology, 30,* 49–62. http://doi.org/10.1037/0022-006X.50.1.49

Lutwak, N. & Ferrari, J. R. (1997). Understanding shame in adults: retrospective perceptions of parental-bonding during childhood. *Journal of Nervous and Mental Disease, 185,* 595–598. http://doi.org/10.1097/00005053-199710000-00001

Magee, W. J., Eaton, W. W., Wittchen, H. U., McGonagle, K. A. & Kessler, R. C. (1996). Agoraphobia, Simple Phobia, and Social Phobia in the National Comorbidity Survey. *Archives of General Psychiatry, 53,* 159–168. http://doi.org/10.1001/archpsyc.1996.0183 0020077009

Mark, D. G., Barber, J. P. & Crits-Christoph, P. (2003). Supportive-expressive therapy for chronic depression. *Journal of Clinical Psychology, 59,* 859–872. http://doi.org/10.1002/jclp.10178

Mark, D. & Faude, J. (1995). Supportive-expressive therapy for cocaine abuse. In J. P. Barber & P. Crits-Christoph (Eds.), *Dynamic therapies for psychiatric disorders (Axis I)* (pp. 294–331). New York: Basic Books.

Mentzos, S. (1984). *Angstneurose. Psychodynamische und psychotherapeutische Aspekte.* Frankfurt am Main: Fischer.

Michal, M., Heidenreich, T., Engelbach, U., Lenz, C., Overbeck, G., Beutel, M. et al. (2006). Depersonalisation, soziale Angst und Scham. *Psychotherapie Psychosomatik Medizinische Psychologie, 56,* 383–389. http://doi.org/10.1055/s-2006-940124

Michal, M., Kaufhold, J., Grabhorn, R., Krakow, K., Overbeck, G. & Heidenreich, T. (2005). Depersonalization and Social Anxiety. *The Journal of Nervous and Mentental Disease, 193,* 629–632. http://doi.org/10.1097/01.nmd.0000178038.87332.ec

Miller, L. A., Taber, K. H., Gabbard, G. O. & Hurley, R. A. (2005). Neural underpinnings of fear and its modulation, Implications for anxiety disorders. *Journal of Neuropsychiatry Clinical Neuroscience, 17,* 1–5. http://doi.org/10.1176/jnp.17.1.1

Milrod, B. L., Busch, F. N., Cooper, A. M. & Shapiro, T. (1997). *Manual of panic-focused psychodynamic psychotherapy.* Washington, DC: American Psychiatric Press.

Milrod, B. & Shear, M. K. (1991). Psychodynamic treatment of panic: three case histories. *Hospital & Community Psychiatry, 42,* 311–312. http://doi.org/10.1176/ps.42.3.311

Novey, S. (1962). The principles of „working through“ in psychoanalysis. *Journal of the American Psychoanalytic Association, 10,* 658–676. http://doi.org/10.1177/0003065162 01000402

Orne, M. & Wender, P. (1968). Anticipatory socialization for psychotherapy: Method and rationale. *American Journal of Psychiatry, 124,* 1202–1212. http://doi.org/10.1176/ajp. 124.9.1202

Safran, J. D., Muran, J. C. & Eubanks-Carter, C. (2011). Repairing alliance ruptures. *Psychotherapy, 48,* 80–87. http://doi.org/10.1037/a0022140

Schauenburg, H. & Strack, M. (1998). Die Symptom Checklist-90-R (SCL-90-R) zur Darstellung von statistisch und klinisch signifikanten Psychotherapieergebnissen. *Psychotherapie Psychosomatik Medizinische Psychologie, 48,* 257–264.

Schilder, P. (1938). The Social Neurosis. *Psychoanalytic Review, 25,* 1–19.

Seidler, G. H. (1995). *Der Blick des Anderen: Eine Analyse der Scham.* Stuttgart: Verlag Internationale Psychoanalyse.

Shea, M. T., Stout, R. L., Yen, S., Pagano, M. E., Skodol, A. E., Morey, L. C. et al. (2004). Associations in the course of personality disorders and Axis I disorders over time. *Journal of Abnormal Psychology, 113* (4), 499–508. http://doi.org/10.1037/0021-843X.113. 4.499

Shear, M. K., Cooper, A. M., Klerman, G. L., Busch, F. N. & Shapiro, T. (1993). A psychodynamic model of panic disorder. *American Journal of Psychiatry, 150,* 859–866. http://doi.org/10.1176/ajp.150.6.859

Sonntag, M., Konnopka, A., Leichsenring, F., Salzer, S., Beutel, M.E., Herpertz, S. et al. (2013). Reliability, validity and responsiveness of the EQ-5D in assessing and valuing health status in patients with social phobia. *Health and Quality of Life Outcomes, 11,* 215.

Stangier, U., Clark, D.M. & Ehlers, A. (2006). *Soziale Phobie*. Göttingen: Hogrefe.

Stangier, U. & Fydrich, T. (2002). Das Störungskonzept der Sozialen Phobie oder der Sozialen Angststörung. In U. Stangier & T. Fydrich (Hrsg.), *Soziale Phobie und Soziale Angststörung* (S. 10–30). Göttingen: Hogrefe.

Stangier, U. & Heidenreich, T. (in Vorb.). *Sophos. Soziale Interaktionsangst-Skala, Soziale Phobie-Skala und Liebowitz Soziale Angst-Skala*. Göttingen: Hogrefe.

Stangier, U., Heidenreich, T., Peitz, M., Lauterbach, W. & Clark, D.M. (2003). Cognitive therapy for social phobia: individual versus group treatment. *Behavior Research and Therapy, 41,* 991–1007. http://doi.org/10.1016/S0005-7967(02)00176-6

Stangier, U., Schramm, E., Heidenreich, T., Berger, M. & Clark, D.M. (2011). Cognitive therapy vs. interpersonal psychotherapy in social anxiety disorder. A randomized controlled trial. *Archives of General Psychiatry, 68,* 692–700. http://doi.org/10.1001/archgenpsychiatry.2011.67

Stein, M.B. & Kean, Y.M. (2000). Disability and quality of life in social phobia: epidemiologic findings. *American Journal of Psychiatry, 157,* 1606–1613. http://doi.org/10.1176/appi.ajp.157.10.1606

Stein, M.B. & Stein, D.J. (2008). Social anxiety disorder. *Lancet, 371,* 1115–1125. http://doi.org/10.1016/S0140-6736(08)60488-2

Sterba, R.F. (1934). The fate of the ego in the analytic therapy. *International Journal of Psychoanalysis, 15,* 117–126.

Streeck, U. (2006). Psychoanalytisch-interaktionelle Therapie. In C. Reimer & U. Rüger (Hrsg.), *Psychodynamische Psychotherapien. Lehrbuch der tiefenpsychologisch fundierten Psychotherapieverfahren* (S. 108–135). Heidelberg: Springer.

Streeck, U. & Leichsenring, F. (2009). *Handbuch psychoanalytisch-interaktioneller Therapie. Zur Behandlung von Patienten mit strukturellen Störungen und schweren Persönlichkeitsstörungen*. Göttingen: Vandenhoeck & Ruprecht.

Stricker, G. (2006). Using homework in psychodynamic psychotherapy. *Journal of Psychotherapy Integration, 16,* 219–237. http://doi.org/10.1037/1053-0479.16.2.219

Stuhldreher, N., Leibing, E., Leichsenring, F., Beutel, M.E., Herpertz, S., Hoyer, J. et al. (2014). The costs of social anxiety disorder: the role of symptom severity and comorbidities. *Journal of Affective Disorders, 165,* 87–94. http://doi.org/10.1016/j.jad.2014.04.039

Subic-Wrana, C., Maucher, V. & Beutel, M.E. (2006). Psychotherapie der Panikstörung. *Psychotherapeut, 51,* 334–345. http://doi.org/10.1007/s00278-006-0506-x

Subic-Wrana, C., Milrod, B. & Beutel, M.E. (2012). *Panikfokussierte Psychodynamische Psychotherapie*. Göttingen: Hogrefe.

Subic-Wrana, C., Tschan, R., Michal, M., Zwerenz, R., Beutel, M. & Wiltink, J. (2011). Kindheitstraumatisierungen, psychische Beschwerden und Diagnosen bei Patienten in einer psychosomatischen Universitätsambulanz. *Psychotherapie Psychosomatik Medizinische Psychologie, 61,* 54–61.

Thomä, H. & Kächele, H. (1996). *Lehrbuch der psychoanalytischen Therapie, Band 1. Grundlagen.* Berlin: Springer. http://doi.org/10.1007/978-3-662-09564-5

Tillfors, M., Furmark, T., Marteinsdottir, I., Fischer, H., Pissiota, A., Langstrom, B. et al. (2001). Cerebral blood flow in subjects with social phobia during stressful speaking tasks: a PET study. *American Journal of Psychiatry, 158,* 1220–1226. http://doi.org/10.1176/appi.ajp.158.8.1220

Veit, R., Flor, H., Erb, M., Hermann, C., Lotze, M., Grodd, W. et al (2002). Brain circuits involved in emotional learning in antisocial behavior and social phobia in humans. *Neuroscience Letters, 328,* 233–236. http://doi.org/10.1016/S0304-3940(02)00519-0

Vertue, F. M. (2003). From adaptive emotion to dysfunction: An attachment perspective on social anxiety disorder. *Personality and Social Psychology Review, 7,* 170–191. http://doi.org/10.1207/S15327957PSPR0702_170-191

Wallerstein, R. S. (1989). The Psychotherapy Research Project of the Menninger Foundation: An overview. *Journal of Consulting and Clinical Psychology, 57,* 195–205. http://doi.org/10.1037/0022-006X.57.2.195

Wallerstein, R. & Robbins, L. (1956). Concepts: The psychotherapy research project of the Menninger Foundation. *Bulletin of the Menninger Clinic, 20,* 239–262.

Wiltink, J., Beutel, M. E., Till, Y., Ojeda, F. M., Wild, P., Münzel, T. et al. (2011). Prevalence of distress, comorbid conditions and well being in the general population. *Journal of Affective Disorders, 130,* 429–437. http://doi.org/10.1016/j.jad.2010.10.041

Wiltink, J., Haselbacher, A., Knebel, A., Tschan, R., Zwerenz, R., Michal, M. et al. (2010). Soziale Phobie – eine im psychosomatischen Ambulanz- und Konsildienst unterdiagnostizierte Angsterkrankung? *Psychotherapie Psychosomatik Medizinische Psychologie, 60,* 111–117.

Winnicott, D. W. (1964). Ich-Integration in der Entwicklung des Kindes. In D. W. Winnicott, *Reifungsprozesse und fördernde Umwelt* (S. 72–81). München: Kindler

Wittchen, H. U. & Fehm, L. (2003). Epidemiology and natural course of social fears and social phobia. *Acta Psychiatrica Scandinavica, 108* (Suppl. 417), 4–18. http://doi.org/10.1034/j.1600-0447.108.s417.1.x

Wittchen, H. U. & Jacobi, F. (2001). Die Versorgungssituation psychischer Störungen in Deutschland. Eine klinisch-epidemiologische Abschätzung anhand des Bundes-Gesundheitssurveys 1998. *Bundesgesundheitsblatt Gesundheitsforschung Gesundheitsschutz, 44,* 993–1000.

Wittchen, H. U., Jacobi, F., Rehm, J., Gustavsson, A., Svensson, M., Jönsson, B. et al. (2011). The size and burden of mental disorders and other disorders of the brain in Europe 2010. *European Neuropsychopharmacology, 21,* 655–679. http://doi.org/10.1016/j.euroneuro.2011.07.018

Wittchen, H. U., Zaudig, M. & Fydrich, T. (1997). *SKID: Strukturiertes Klinisches Interview für DSM-IV. Achse I und II.* Göttingen: Hogrefe.

Wölfling, K., Jo, C., Bengesser, I., Beutel, M. E. & Müller, K. W. (2012). *Computerspiel- und Internetsucht: Ein kognitiv-behaviorales Behandlungsmanual.* Stuttgart: Kohlhammer.

Wöller, W. & Kruse, J. (2005). *Tiefenpsychologisch fundierte Psychotherapie: Basisbuch und Praxisleitfaden.* Stuttgart: Schattauer.

Woody, G. E., Luborsky, L., McLellan, A. T. & O'Brien, C. P. (1990). Corrections and revised analyses for psychotherapy in methadone maintenance patients. *Archives of General Psychiatry, 47,* 788–789. http://doi.org/10.1001/archpsyc.1990.01810200096018

Woody, G. E., Luborsky, L., McLellan, A. T. & O'Brien, C. P. (1995). Psychotherapy in community methadone programs: a validation study. *American Journal of Psychiatry, 152,* 1302–1308. http://doi.org/10.1176/ajp.152.9.1302

Woody, G. E., Luborsky, L., McLellan, A. T., O'Brien, C. P., Beck, A. T., Blaine, J. et al. (1983). Psychotherapy for opiate addicts: Does it help? *Archives of General Psychiatry, 40,* 639–645.

Wurmser, L. (1997). *Die Maske der Scham.* Berlin: Springer.

Zaider, T. I. & Heimberg, R. G. (2003). Non-pharmacologic treatments for social anxiety disorder. *Acta Psychiatrica Scandinavica, 108* (Suppl. 417), 72–84. http://doi.org/10.1034/j.1600-0447.108.s417.8.x

Anhang

Persönliche Angstformel (ZBKT)	
Name: ______________________	Datum: ____________

Ich wünsche mir: ______________________________

____

____

Die anderen: ______________________________

____

____

Ich reagiere darauf, indem ich: ______________________________

____

____

Fragebogen für die Zeit zwischen den Sitzungen

Datum: ____________

Im Folgenden sind verschiedene Verhaltensweisen angeführt, die Ihre aktive Mitarbeit zwischen den Stunden betreffen. Sie sind für das Gelingen Ihrer Therapie sehr wichtig. Es sind verschiedene Punkte genannt, die Ihr Therapeut oder Ihre Therapeutin mit Ihnen besprochen hat oder eventuell noch besprechen wird. Es wird aber nicht in jeder Therapiesitzung über alle Punkte gesprochen. Lassen Sie nicht besprochene Punkte bitte frei. Der Fragebogen ist nur für Sie gedacht, er verbleibt bei Ihnen. Wenn Sie es hilfreich finden, können Sie mit Ihrem Therapeuten über die Punkte sprechen. Bitte füllen Sie den Fragebogen immer unmittelbar vor der nächsten Sitzung aus.

	ja	nein
1. Ich habe mich damit beschäftigt, was wir in der Therapie besprochen haben.	☐	☐
2. Ich habe das angewendet, was wir in der Therapie besprochen haben.	☐	☐
3. Ich habe über meine „Angstformel“ nachgedacht.	☐	☐
4. Ich habe meine „Angstformel“ kritisch geprüft (z. B. passiert wirklich, was ich befürchte?).	☐	☐
5. Ich habe über meine Selbstermutigung nachgedacht.	☐	☐
6. Ich habe meine Selbstermutigung angewendet.	☐	☐
7. Ich habe über meine Ansprüche an mich selbst nachgedacht.	☐	☐
8. Ich bin im Kopf Situationen durchgegangen, die mir Angst machen.	☐	☐
9. Ich bin in Situationen hinein gegangen, die mir Angst machen.	☐	☐
10. Ich habe über meine Erfahrungen in diesen Situationen nachgedacht.	☐	☐

	ja	nein
11. Ich habe mich damit beschäftigt, wie ich mich in Situationen mit anderen Menschen verhalte.	☐	☐
12. Ich habe ausprobiert, wie ich mich in solchen Situationen besser verhalten kann.	☐	☐
13. Ich habe über meinen Therapeuten nachgedacht.	☐	☐
14. Ich habe versucht, mich nicht selbst schlecht zu machen.	☐	☐
15. Ich habe mir Situationen vorgestellt, in denen ich mich und andere wie auf einer Bühne beobachte, als säße ich im Publikum.	☐	☐
16. Ich habe mich damit beschäftigt, in welchen Situationen ich mich schäme und wofür.	☐	☐
17. Ich habe mich damit beschäftigt, was es für mich bedeutet, wenn die Therapie zu Ende ist.	☐	☐

Patienteninformation

Wie viele andere Menschen leiden auch Sie unter der Angst, von anderen Menschen kritisch beobachtet und negativ beurteilt zu werden. Man bezeichnet dies als eine „Soziale Phobie“. Sie führte bisher dazu, dass Sie Situationen, in denen Sie mit Menschen zusammenkommen, vermeiden. Das beeinträchtigt Sie in Ihrer Lebensführung. Soziale Ängste werden häufig als „Schüchternheit“ missverstanden und daher nicht behandelt. Dabei ist die Soziale Phobie mit Psychotherapie gut behandelbar.

Bei einer Psychotherapie ist Ihre aktive Mitarbeit wichtig. Das heißt, dass Sie das, was Sie in der Therapie erfahren haben, aktiv anwenden, innerhalb und außerhalb der Therapiesitzungen. In dieser Form der Therapie untersuchen wir zusammen, womit Ihre Ängste zu tun haben. Vor allem achten wir darauf, ob Zusammenhänge zwischen Ihren Ängsten und Ihrem Verhältnis zu anderen Menschen bestehen, z. B. mit Ihren Wünschen und Erwartungen. Wir erarbeiten so Ihre ganz individuelle „Angstformel“, die erklärt, wie es zu Ihren Ängsten kommt.

Das hat sich in wissenschaftlichen Studien als sehr wirkungsvoll erwiesen. Dadurch können Sie Ihre Ängste verstehen und in den Griff bekommen. Wir werden auch eine Formel erarbeiten, mit der Sie sich Mut machen können („Selbstermutigung“). Für manche Patienten ist es hilfreich, wenn sie nach jeder Sitzung das Wichtigste in ein paar Stichworten aufschreiben und vor der nächsten Sitzung noch einmal ansehen. Sie werden auch einen Fragebogen bekommen, den Sie bitte zwischen den Sitzungen ausfüllen. Der Bogen ist nur für Sie gedacht, mit ihm können Sie selbst prüfen, inwieweit Sie das angewendet haben, was Sie in der Therapie erfahren haben.

Die Behandlung dauert ein halbes Jahr und umfasst bis zu 30 Sitzungen. Zur Halbzeit ziehen wir eine Bilanz und schauen, was wir zusammen erreicht haben. Die Behandlung beginnt mit einer Sitzung pro Woche. In der Mitte gehen wir auf zwei Sitzungen pro Woche, um die Arbeit an Ihren Ängsten zu intensivieren. Zum Ende hin führen wir wieder nur eine Sitzung pro Woche durch. Die letzten drei Sitzungen werden in einem etwas größeren Abstand von zwei Wochen durchgeführt, damit Sie sehen können, was Sie alleine können und wie gut Sie alleine zurechtkommen.

Sie haben bisher Situationen, in denen Sie mit Menschen zusammenkommen, häufig vermieden. Das ist verständlich, führt aber dazu, dass Ihre Ängste weiter bestehen bleiben. Um Ihre Ängste wirkungsvoll angehen zu können, ist es in der mittleren Phase der Behandlung notwendig, dass Sie in die Angst auslösende Situation hineingehen. Das bereiten wir sorgfältig zusammen vor und überlegen, wie Sie das am besten tun. Wir erarbeiten zusammen zunächst Ihre persönliche „Angsttreppe“, d.h. die leichtesten Situationen werden unten angeordnet und die schwierigsten

Situation oben. In der Therapie gehen wir schrittweise vor, d. h., Sie beginnen mit einer leichteren Situation und gehen, wenn Sie diese bewältigt haben, zu einer schwierigeren Situation über. Vorher spielen wir zusammen die Situation im Kopf durch, um Sie möglichst gut darauf vorzubereiten. Nach jeder Situation besprechen wir die Erfahrungen, die Sie gemacht haben. Wir schauen dann gemeinsam, was das für Ihre Ängste, Wünsche und Erwartungen bedeutet.

Wenn Sie noch Fragen haben, zögern Sie bitte nicht, sie zu stellen. Das können Sie natürlich auch später noch zu jeder Zeit tun.

Checkliste für Interventionen

In der folgenden Checkliste sind die wichtigsten Interventionen der psychodynamischen Kurzzeittherapie zur Behandlung der Sozialen Phobie kurz zusammengefasst. Kreuzen Sie nach jeder Stunde an, welche Interventionen Sie verwendet haben. Natürlich muss nicht in jeder Stunde bzw. in jeder Therapie jede Intervention verwendet werden!

Patient: ______________________ **Sitzung:** _____

Datum: ______________________

1. Supervisionssitzung: Besprechen Sie die Arbeit am ZBKT in der Supervisionsgruppe. . . . . ☐
2. Klären Sie über Störung *und* Behandlung auf. . . . . ☐
3. Etablieren Sie eine sichere therapeutische Allianz. . . . . ☐
4. Vereinbaren Sie realistische Ziele (Symptome und Beziehungen). . . . . ☐
5. Erarbeiten und fokussieren Sie auf das zugrunde liegende ZBKT („Angstformel"). . . . . ☐
6. Fokussieren Sie vor allem auf die Scham (RS) innerhalb und außerhalb der therapeutischen Beziehung. . . . . ☐
7. Konfrontieren Sie mit überhöhten Anforderungen an sich selbst. . . . . ☐
8. Ermutigen Sie zur Selbstexposition und besprechen Sie die Erfahrungen des Patienten damit. . . . . ☐
9. Üben Sie soziale Fähigkeiten mit dem Patienten. . . . . ☐
10. Fördern Sie einen ermutigenden inneren Dialog („Selbstermutigung"). . . . . ☐
11. Respektieren Sie den Patienten (trotz seiner Selbstabwertungen). . . . . ☐
12. Lassen Sie persistierende Selbstabwertungen nicht zu. . . . . . ☐
13. Verwenden Sie das Bühnenparadigma. . . . . ☐
14. Fordern Sie den Patienten auf, das in der Therapie Erfahrene anzuwenden und *besprechen Sie unbedingt die Erfahrungen, die er damit macht.* . . . . ☐
15. Reagieren Sie mit Humor und Takt. . . . . ☐
16. Ziehen Sie zur Halbzeit Bilanz. . . . . ☐
17. Bereiten Sie rechtzeitig das Ende der Therapie vor. . . . . ☐

Die Autorinnen und Autoren dieses Bandes

Prof Dr. Manfred E. Beutel
Universitätsmedizin der Johannes Gutenberg-Universität Mainz
Klinik und Poliklinik für Psychosomatische Medizin und Psychotherapie
Untere Zahlbacher Str. 8
55131 Mainz
E-Mail: Manfred.Beutel@unimedizin-mainz.de

Dr. Antje Haselbacher
Darmstädter Straße 11
50678 Köln

Prof. Dr. Falk Leichsenring
Universitätsklinikum Gießen und Marburg GmbH
Klinik für Psychosomatik und Psychotherapie
Ludwigstraße 76
35392 Gießen
E-Mail: Falk.Leichsenring@psycho.med.uni-giessen.de

Dr. Simone Salzer
Klinik für Psychosomatische Medizin und Psychotherapie
Georg-August-Universität Göttingen
Von-Siebold-Str. 5
37075 Göttingen
E-Mail: Simone.Salzer@medizin.uni-goettingen.de

PD Dr. Jörg Wiltink
Universitätsmedizin der Johannes Gutenberg-Universität Mainz
Klinik und Poliklinik für Psychosomatische Medizin und Psychotherapie
Untere Zahlbacher Str. 8
55131 Mainz
E-Mail: Joerg.Wiltink@unimedizin-mainz.de

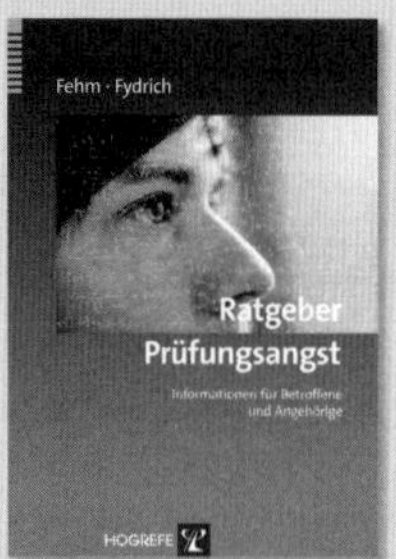

Lydia Fehm · Thomas Fydrich

Ratgeber Prüfungsangst

Informationen für Betroffene und Angehörige

(Ratgeber zur Reihe: »Fortschritte der Psychotherapie«, Band 26)
2013, 106 Seiten, Kleinformat,
€ 12,95 / CHF 18,90 · ISBN 978-3-8017-2048-3
Auch als E-Book erhältlich

Der Ratgeber erklärt zunächst, wie sich Prüfungsängste äußern, wie sie entstehen können und warum sie manchmal nicht von allein wieder weggehen. Im Anschluss daran werden Bewältigungsmöglichkeiten für verschiedene Aspekte von Prüfungsängsten vorgestellt.

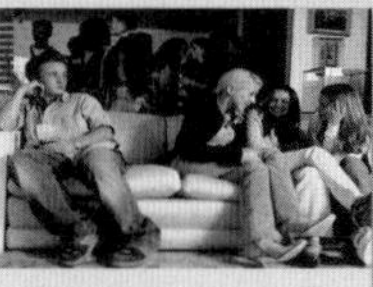

Lydia Fehm
Hans-Ulrich Wittchen
Wenn Schüchternheit krank macht
HOGREFE

Lydia Fehm
Hans-Ulrich Wittchen

Wenn Schüchternheit krank macht

Ein Selbsthilfeprogramm zur Bewältigung Sozialer Phobie

2., korr. Auflage 2009, 133 Seiten, Kleinformat
€ 14,95 / CHF 21,90
ISBN 978-3-8017-2237-1
Auch als E-Book erhältlich

Der Ratgeber beschreibt ein Selbsthilfeprogramm zur Bewältigung Sozialer Phobie. Anhand zahlreicher Übungen werden neue Fertigkeiten in verschiedenen Bereichen erlernt und eingeübt. Zudem erhalten Angehörige zahlreiche Tipps, wie sie bei der Bewältigung der Ängste unterstützen können.

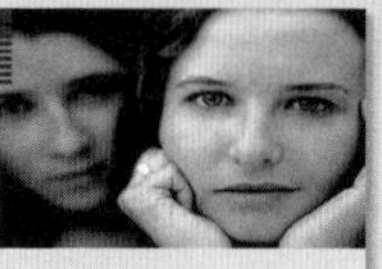

Sigrun Schmidt-Traub
Generalisierte Angststörung
HOGREFE

Sigrun Schmidt-Traub

Generalisierte Angststörung

Ein Ratgeber für übermäßig besorgte und ängstliche Menschen

2008, 146 Seiten, Kleinformat,
€ 15,95 / CHF 22,90
ISBN 978-3-8017-2116-9

Der Ratgeber bietet verständliche Informationen zur Entstehung einer Generalisierten Angststörung. Er zeigt auf, in welchen Varianten sich diese Angststörung äußert, mit welchen anderen Störungen sie häufig gemeinsam auftritt und vor allem, wie sie in den Griff zu bekommen ist.

Sigrun Schmidt-Traub
Angstfrei im Alter
HOGREFE

Sigrun Schmidt-Traub

Angstfrei im Alter

Ein Selbsthilfebuch für ältere Menschen und ihre Angehörigen

2011, 115 Seiten, Kleinformat, € 16,95 / CHF 24,50
ISBN 978-3-8017-2404-7
Auch als E-Book erhältlich

Der Ratgeber stellt verschiedene Angststörungen ausführlich dar und geht insbesondere auf die generalisierte Angststörung ein, da diese im Alter am häufigsten auftritt. Die Besonderheiten von Ängsten bei älteren und hochbetagten Menschen werden anhand zahlreicher Beispiele veranschaulicht.

Hogrefe Verlag GmbH & Co. KG
Merkelstraße 3
37085 Göttingen, Deutschland
Tel. +49 551 999 50-0 / Fax -111
E-Mail verlag@hogrefe.com
www.hogrefe.com

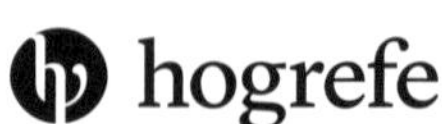